암 후유증 완화를 위한
통합의학과 현대의학의 솔루션

암 치료의 핵심은 후유증을 이기는 것이다!

암 후유증 완화를 위한

통합의학과 현대의학의 솔루션

정인숙 지음

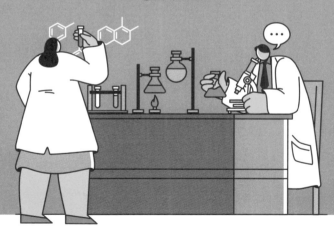

두드림미디어

질병은 마음으로부터 오는 것⋯.

마음의 문고리는 안쪽에 있기에 문을 열고 들어가려면 안쪽에 있는
마음에서 문을 열어줘야 한다.

마음이라는 것은 몸 안에 있어서 몸의 문을 열고 마음으로 들어가야만
마음을 위로해줄 수 있다.

물질문명의 획기적인 발달로 환경과 건강에 관한 관심이 더욱 고조
되고 있다. 누구나 양질의 삶을 추구하기 위해 건강증진과 난치질환의
치료적 관점은 물론, 예방 차원의 다양한 방법에 접근하려고 노력하지
만, 건강을 만족스럽게 지켜주는 방법에 한계가 있음을 알게 됐고, 이
에 환자들은 스스로 건강해지려는 욕구에 따라 대체요법을 찾아 실천
하고자 한다.

인간이 질병에 노출되는 원인은 사고, 재해, 유전, 식습관 등이 있지만, 기본적으로 생활습관이 제일 중요시되어야 하며, 태어나서 생을 마감하는 순간까지 직립 보행하는 전 인류의 건강 지침은 발가락 10개의 균형 있는 힘의 활성화인 것이다.

43년 전에 보건대학을 졸업한 후 많은 환자들의 통증과 불편한 증상들을 수기요법으로 치유해왔고, 지금까지도 환자들의 고통을 다소나마 덜어주고 있다. 그러나 그 과정에서 같은 질환의 환자라고 하더라도 개인마다 치료 기간이 달라져야 한다는 사실과 환자가 호소하는 고통에 대해 진단되지 않는 부분이 나의 인생 전반에 걸친 과제였다. 세 번의 수술을 진행했지만 완치될 수 없는 암으로 인해 끝내 가족을 잃어야 했고, 그 후 인체에 해를 주지 않고 통증을 줄이는 방법에 대해 고심하며, 더욱 열정을 가지고 손끝에서 나오는 긍정적인 사랑 에너지를 아낌없이 전하고 있다.

통합종양마사지는 근거 중심의 다학제적 대체 요법들이며, 환자들이 쉽게 이해할 수 있는 치유 방법은 아니지만, 인체에 손상을 전혀 주지 않는 비법이다. 특히 암을 진단받기 전부터 불편했던 증상들에 대한 호전은 물론, 예방 차원의 요법으로서 그 역할이 충분하다고 본다.

이 책은 총 4개의 PART로 구성되어 있다.

PART 01에서는 암이 발생하기 쉬운 몸의 변화 요인들에 대해서 기술했다. 특히 몸의 변화를 나타나게 하는 요인 중에서 제때 먹고, 자고, 배설하는 게 자연의 순리처럼 되지 않는 관계에 대해 강조했다.

PART 02에서는 대체 보완의학과 통합의학의 필요성에 대해 고찰하고, 통합의학의 미래 과제에 대해서 언급했다.

PART 03에서는 현대의학과 통합의학이 함께 평행선상에서 협력해야 한다는 내용으로 현재까지 진행형인 범상한 형태의 암 치료뿐만 아니라, 외국의 암 마사지 치료처럼 대체 보완의학의 적절한 시스템을 제도화해야 한다는 궁극적인 내용에 주안점을 두었다.

PART 04에서는 암 환자와의 소통에서 가장 위로가 되는 것과 의료인에게 요구되는 우선순위로서 경청하는 자세를 강조했고, 치료 과정에서 다양하게 나타나는 증상들이 호전과 악화를 반복하고, 때로는 죽음의 경계를 몇 번씩 넘나들 때 심신을 힐링시키는 마사지의 편안함에 관해 소개했다.

이 책은 대체요법 분야와 통합종양마사지 분야로 구성되어 의료 분야의 전공서로서 건강관리, 호스피스, 통합의학과 대체 보완의학을 공부할 때 필독서라고 할 수 있다. 그 외에 사회적으로 봉사활동을 하시려는 분들이나 암 환자와 보호자들을 위해서 보조적인 치료 완화와 건강 예방 차원에서의 건강서도 출간 예정이다.

이 책을 저술하는 데 아낌없이 조언해주신 유화승 교수님과 ㈜두드림미디어의 한성주 대표님, 신슬기 팀장님과 임직원분들께 감사드린다. 아직은 시작에 불과한 통합종양마사지를 한국에서 최초로 오랜 시간 진행해왔고 저서까지 남기게 됐다. 이어서 더 넓은 세계로 나갈 수 있도록 용기를 주시고 응원해주시는 양가 어머님과 부족한 나에게 항상 힘이 되어준 남편, 이제 곧 미국의 마취과 의사가 될 딸과 사위, 든든한 나의 두 아들에게 고마움을 표하는 바다.

지나온 오랜 세월 속에서 환자분들이 최고의 스승임을 잊지 않으며, 이 책으로 인해서 수많은 암 환자와 가족분들이 절망하지 않고, 1%의 희망 속에서 95%의 빛을 찾기를 바란다.

암 전문 요양병원 통합종양마사지 치유실에서

정인숙

PART 04

최고로 안락한
순간을 위해

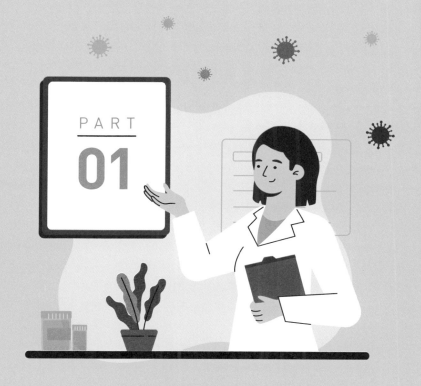

암이 발생하기 쉬운
몸의 변화와 요인들

01

몸의 변화 요인들

생활 습관의 잘못된 원인으로 파생되는 인류의 난치성 질환인 암이나 만성 질환들은 제일 중요한 인간의 기본적인 욕구에서 비롯된다고할 수 있다. 즉, 제때 먹고 자고 배설하는 기본적인 자연의 규칙이 어그러질 때 정신과 육신이 함께 스트레스를 받아서 돌연변이 세포 형성이잘되도록 몸에서 반응을 일으킬 것이다. 따라서 병으로 진단받기 전에나타나는 몸의 변화에 기인하는 원인이 있다.

1. 식사 습관

식욕은 인간이 삶을 영위하는 데 있어서 제일 중요한 기본 욕구다. 건강식에 대한 관심도가 높아짐에 따라 무엇을 어떻게 먹을 것인지가 최대 관심사다. 건강하게 오래 장수하고 싶어서 좋다는 건강식품을 쌓아두고 먹는 사람들도 있겠지만, 이 세상에서 장수에 도움이 되는 영원한 불로초는 없다고 생각된다. 건강의 비결을 먹는 것에서만 찾을 수는 없으므로, 건강식에 대한 인간들의 욕심이 만들어낸 오류인 셈이다. 필자가 봉사활동으로 대학병원 환자들에게 발반사 요법을 해보니 환자들 대부분은 사고로 다치지 않았는데도 발의 변형이 매우 심각할 정도였다. 원인은 잘못된 신발과 양말의 문제였다. 체형이 변형되면서 나타나는 장부의 비활성화와 인체 골격의 변형이 문제인 것을 모르고, 검사에만 의존해서 치료해왔기 때문이며, 원인과 결과에 대해 신경 쓸 여유도 없는 삶을 살아가는 현실이다. 식습관, 수면 습관, 배설하는 것도 피츠제럴드(Fitzgerald)의 발반사구 이론에서 보면, 발의 변형과 관련된 중요한 사실임을 밝혀 둔다.

세계보건기구에서 장수촌과 단명촌을 돌며 식사와 건강 관계를 조사했는데, 장수하는 음식에 대한 국내외 학자들의 관심으로 인해 관련 이론들도 많이 있다. 아침(저녁)은 먹지 말라, 생선을 먹어라, 과일과 야채를 먹어라, 짜게 먹지 말라, 생수를 마셔라, 체질에 맞는 음식을 먹어라 등 건강에 대해서 먹는 쪽에만 관심을 두었다. 인간에게는 먹는 것 못지않게 배설하는 것도 아주 중요한데, 배설에 관해서는 거의 무관심했다. 최근 들어서야 독소 배출의 중요성이 부각됐다. 대학병원에서 환자에게 마사지 봉사를 할 때 환자들은 본인의 의지대로 잘 챙겨 먹고 운동하는데, 왜 배설 기능에 이상이 오는지에 대해 질문을 한 적이 많았다. 그 환자들은 오랜 시간에 걸쳐 발이 변형되면서 소화기관이 되는 대장(좌 : 횡행결장, 하행결장, S자 결장, 직장/우 : 상행결장, 횡행결장)과 위장, 췌장, 십이지장, 소장의 반사 구역이 경결된 응어리가 만져졌다. 통증도 느낀다고 했고, 반사 요법 마사지를 시행하면 즉시 장의 움직임이 반응하는 것이 신기하다고 했다. 이러한 즉각적인 반응들은 현재 필자가 몸을 담고 있는 암 요양병원의 환자들도 마찬가지로 항암 후에 오심, 구토, 변비, 설사 등이 있을 때 장이 활성화되는 반응을 즉각적으로 느낀다. 마사지 후 화장실을 급하게 가는 경우도 있으며, 트림이나 방귀가 나오기도 해서 많은 환자들이 놀라움을 금치 못한다.

인간이 먹는 음식에 대한 문화는 나라마다 독특한 특성이 있고, 그에 따라 질병에 노출되는 양도 달라질 수 있다. 음식을 먹는 것은 '정성'을 먹는 것이라고 했다. 먹는 것에 관한 감사함은 이유 여하를 막론하고 필수적인 감정인데, 워낙 바쁜 현대인들이다 보니 그러한 생각을 할 여유조차 없는 현실이다. 예전과는 다른 각도에서 건강의 중요성이 부각됨에 따라 특히 컬러푸드가 강조되고 있고, 그중에서도 항산화 식품들이 인기를 끌고 있다.

필자는 자연에 깊이 감사하며 먹는다. 어떤 음식이든 밥상에 오르기까지의 많은 과정과 수고로움을 알고, 감사하게 먹을 때 영양소가 최고로 흡수될 것이라고 믿는다. 인간이 먹을 수 있는 모든 음식에는 에너지가 있음을 알고, 천지조화의 은혜를 알기 때문이다. 예전과 다르게 식탁 문화가 간소화되면서 한 가족이 식사를 같이하는 경우가 많이 줄어들었으며, 음식의 양이나 종류도 제한됐다.

과학 문명이 발달하면서 운동 부족으로 인한 생활 습관병 환자가 많아진 것은 부인할 수 없는 사실이 되어버렸다. 건강에 대한 기본적인 고정관념이 변화되고 식습관과 식단의 구성, 특히 식사 예절을 지키며 감사하는 마음으로 먹는다면, 비록 혼자 먹게 되는 경우라도 개선될 것이고, 정크푸드(Junk Food)를 자주 먹는 젊은 세대들이 조금만 더 건강을 생각한다면 적어도 식습관으로 인한 질환은 예방할 수 있을 것이다.

특히 아침 시간에는 가족 모두가 출근, 등교 등의 바쁜 생활에 조리할 시간이 없다며 대충 끼니를 채우면 된다는 식의 관념을 버려야 하고, 정크푸드에 길들어져 있는 청소년 세대의 식습관을 바로잡는 것이 시급하다. 영국의 〈데일리메일〉은 젊은 시절에 정크푸드를 많이 섭취하면 크론병 발병 위험이 커진다는 연구 결과가 발표됐다고 보도했다. 크론병은 3대 희귀성 질환의 하나이며, 시골보다는 대도시에서 발병률이 높아서 일명 '부자(富者)병'이라고 부르는데, 입에서 항문까지 걸쳐서 생기는 염증성 장 질환이다.

1988년 미국의 암학회에서는 'Five a day' 캠페인까지 벌이며, 하루에 다섯 가지 과일과 채소를 섭취하자는 운동을 전개했다. 캘리포니아주에서 시작해서 짧은 시간 안에 전 세계에 영향을 끼치게 되면서 프랑스(10A Day), 헝가리(3A Day), 덴마크(6A Day), 폴란드(2+2A Day) 등에서 다양한 슬로건을 내걸고 동참하게 됐다. 미국은 이 기준을 근거로 성인을 위한 다양한 식단을 제공하고, 인지도 조사를 통해 여자의 40%, 남자의 29%가 'Five a Day'를 실천하고 있다고 응답했다. 보건복지부와 암센터가 앞장서서 지속적인 연구와 조사 활동을 통해 Green-Red-

Yellow-Violet-White의 색이 있는 컬러푸드(Color Food)를 하루에 한 번 먹자고 권장한 것인데, 몇 종류의 암과 만성 질환의 위험이 78% 감소하는 결과를 얻었다고 한다.

한국에서도 예전보다 많아진 성인병 환자 관리를 위해 각 보건소에서 다양한 건강 예방과 보건 증진 프로그램들이 이루어지고 있다. 당뇨병과 고혈압 등 환자들이 주의해야 할 사항이나 예방에 대한 보건교육을 하고 있다. 필자도 부천 원미보건소에서 고혈압, 당뇨 환자를 대상으로 자가 발 관리 교육에 대해 강의했다. 현재 세계 여러 나라에서도 마찬가지여서 다양한 웰빙 식품과 건강증진을 위한 운동 프로그램들이 많이 대두되고 있다.

과일과 채소에는 중요한 생리 활성물질인 파이토케미컬(천연 미량원소)을 만드는 능력이 있다. 이렇게 다양한 색을 가진 천연색소는 인간의 체내에서 항암, 노화 방지, 성인병 예방 같은 유익한 기능을 가진다. 이를 위해 농촌진흥청에서는 우리나라의 주식인 쌀을 다양한 색상으로 개발하는 프로젝트를 추진해오고 있다. 이처럼 색채가 음식의 웰빙 문화로 부각된 지도 벌써 많은 시간이 흘렀다.

어떤 음식이든 너무 지나치면 몸에 해가 되지만, 색이 서로 다른 천연색소가 합해지면 효과가 훨씬 좋아지기 때문에 어차피 먹을 것이라면 갖춰서 먹는 것이 좋다. 늘 비슷한 반찬이라도 오색을 맞추면 좋고, 예를 들어 당근 하나에 모든 영양소가 들어 있지는 않으므로 고르게 영양 상태를 유지하는 것이 중요하다. 따라서 다양한 색을 함께 섭취하는 것이 바람직하다. 사계절 햇볕을 받으며 자라온 나물들을 채취해서 데치고, 삶고, 건조해서 비타민이 듬뿍 들어 있는 상태로 조리해 식사한다면 건강에 도움이 되는 웰빙 식단이 된다.

자연과 인간이 하나 되는 숲속을 거닐면서 서로 어우러지는 느낌을 받을 때처럼 오색의 컬러가 들어 있는 음식을 섭취하면, 육체와 정신이 건강하게 진동을 느낄 것이다. 좋은 태양 에너지가 있는 오색의 음식을 먹을 때 색이 갖는 유익함을 단 몇 분만이라도 느끼며, 뇌에서 그 감정을 다스리고 엔돌핀이 분비되도록 노력해야 할 것이다.

음식의 양이 약간 모자랄 때 수저를 내려놓아야 한다고 강조했던 옛 스승님의 말씀이 생각난다. 아마도 위와 장의 부담을 줄이고 체내에 독소가 쌓이는 것을 예방하려는 차원이었던 것 같다. 가난하던 시절에는 비만인을 두고 풍채가 좋다는 말로 비유했지만, 비만이라는 병이 몸속에서 크고 있다는 것을 명심해야 한다. 특히 늦은 저녁 식사는 위장을 비롯해 신장과 각 장부의 기능을 나약하게 만들고, 다음 날 아침에 입 냄새는 물론 신체가 피곤함을 느끼게 된다. 또 먹는 음식의 감사함을 모르고, 맛에 대한 탓을 하거나 예민한 감정과 생각들로 섭취하게 되면, 아무리 비싼 영양식이라 하더라도 몸에 잘 흡수될 리가 없다.

사람이 느끼는 맛은 다섯 가지라고 하는데, 너무 한 가지 맛에만 치우쳐도 좋지 않으니 균형 있게 다섯 가지 맛을 고루 섭취하도록 해야 한다. 발효 식품과 우리 땅에서 키워진 신토불이 음식을 제철에 먹도록 노력하고, 따뜻한 음식 위주로 먹는 것이 좋다. 그리고 정해진 시간에 규칙적으로 식사하는 것이 매우 중요하다. 이렇듯 좋은 조건과 자연의

섭리를 어길 때 질병은 자신이 모르는 사이에 침범할 수 있다.[1]

2. 수면 습관

인간이 질적인 수면을 하는 조건은 빛, 시간, 세로토닌, 카페인, 장내 세균의 균형이다. 무드를 위한 조명이나 빛이 비치는 것은 암 환자에게 코티졸을 분비되게 한다. 코티졸은 스트레스를 받으면 나오는데, 다 나쁜 것은 아니지만 낮에 나오는 것이 정상이며, 밤에는 떨어져야 하고 멜라토닌이 나와야 잠을 잘 수 있다. 멜라토닌은 면역 호르몬으로서 암세포를 공격하는 세포들을 활성화시킨다. 코티졸이 밤 10시에 떨어지면 그 후 멜라토닌이 계속 나와 유지되어야 잠이 오는 것이다. 멜라토닌은 햇빛에 민감해서 밤 10시~새벽 6시가 정상 수면 시간이다. 인간은 태양 빛에 영향을 많이 받는다. 우리 몸에 그런 시스템이 저장되어 있다. 오후 6시부터 멜라토닌이 서서히 나오므로 잠을 자기 위해서는 정해진 시간에 자야 한다. 그리고 조명을 어둡게 해서 잠잘 준비를 해야 한다. 멜라토닌은 새벽 2~3시에 피크가 된다. 바로 이 시간이 한의학의 경락 원리로도 담낭이 자시(밤 11시~새벽 1시)에 간을 도와주면서 간에서 조혈이 왕성해지는 시간(새벽 1시~3시)이며, 제시간에 자야 된다는 논리가 맞는 것이다. 기본적으로 밤낮이 바뀌면 면역에 영향을 미친다. 생체 시계가 눈 뒤에 있어서 빛으로 알게 된다. 송과체에 명령을 내리므로 시간과 빛 관리가 중요한 것이다. 잘 때는 암흑을 유지해야 하며, 안대나 암막 커튼을 치고 전자기기의 불빛이 없게 해야 한다. 휴대

폰의 블루라이트는 생체 시계에 영향을 준다. 희미하고 낮은 조명의 조도라고 해도 인간의 24시간 생체 주기를 무너뜨려서 멜라토닌의 분비를 줄어들게 함으로써 유방암 환자의 뼈 전이 위험이 커진다는 보고도 있다.[2]

카페인을 섭취하면 멜라토닌을 떨어뜨리는 코티졸이 분비된다. 특히 저녁때 커피를 마시면 밤에 코티졸이 올라와서 멜라토닌이 떨어져 잠을 방해하는 것이다. 만약 커피를 마신다면 디카페인으로 마셔야 한다. 카페인은 부신을 자극해서 투쟁 도피반응을 일으켜 심장박동수를 늘리고, 경계 태세를 갖춰 체온을 올림으로써 몸이 강한 활동에 대비하는 것이다. 사람들은 카페인 때문이라는 것을 깨닫지 못하지만, 부신이 지쳐버린다.[3] 세로토닌은 멜라토닌이 생기는 전구체 역할을 한다. 세로토닌은 낮에 햇빛을 봐야 하는데 장내 세균이 아주 중요하다. 장에서 90%가 일어난다. 불면이 없다는 것은 장이 건강하다는 것이며, 세로토닌은 장과 뇌를 연결해주는 아주 중요한 물질이다.

모태 안에서 수정되는 그 순간부터 인간은 빛을 통해 성장하고 발육에 필요한 양분을 공급받는데, 그 생리 작용은 마치 온몸에 펼쳐 놓은 그물망과 같다. 눈으로 볼 수 있는 시각 정보를 알게 해주며, 밤과 낮의 구분을 알게 해주는 빛은 인체의 체내시계와 밀접하게 작용해 삶을 영위한다. 우리의 가장 깊은 뇌 안에는 체내시계로 조절하는 시교차상핵이 있다. 1만 개의 소형 신경세포로 된 핵은 생물학적 시계의 역할을 하는 시상하부의 한 핵으로서 모든 포유류에서 빛과 리듬에 관한 정보는 각각 눈의 망막과 교감신경을 거쳐서 입력된다.

일본 교토 대학 약학 연구과의 오카무라 히토시(岡村均)교수가 이끄는 연구진은 "생체 리듬에 따라 낮에는 쉬고 밤이 되면 활동해 자극(impulse: 진전, 발달을 위한 자극)을 발생시키는 데 'RGS16'이라는 단백질이 주된 역할을 한다"라고 밝혔다. 자극은 여러 개의 뉴런을 거쳐 신경절에 전해지는데, 이 중에서 약 10%가 아침에 일어날 때 활성화되어 전신의 리듬 형성에 선도적인 역할을 한다고 한다. 생물은 24시간의 생체 리듬에 맞는 주기에 따라 수면을 유도하고, 호르몬을 분비하는 등의 신진대사가 일어나게 된다. 시차 부적응 현상은 해외여행을 하고 한국에 돌아왔을 때 누구나 겪게 된다. 뇌의 기전에 체내시계의 균형이 깨진 현상으로서 밤과 낮이 바뀌어버리는 것에서 비롯된다. 체내시계가 눈으로 빛을 조절한다고 생각했지만, 미국 노스캐롤라이나 대학의 미야모토 연구원과 아지스 산카 교수는 눈뿐만이 아니라 피부나 뇌 등 전신 세포가 있는 모든 단백질에는 빛을 느끼는 광 수용체가 있다고 확신했으며, 이것이 그 유명한 '크립토크롬(cryptochrome)'이다.

크립토는 '숨었다', 크롬은 '색소'라는 뜻으로 오랫동안 그 화학적 성질이 밝혀지지 않아서 미지의 색소에 편의상 붙인 이름이다. 그러나 이 색소가 결핍된 변이종을 이용해서 색소단백질의 1차 구조를 결정했다. 피부로부터 발현되는 광 수용기도 빛의 파장을 지니고 있기 때문에 색을 분류해서 흡수한다고 결론 내릴 수 있다. 크립토크롬이 있는 송과체는 자기장에는 반응이 없지만, 빛에는 반응하는 세포가 있기에 빛을 통해서 볼 수 있는 색을 흡수하게 된다. 송과체가 가장 발달한 것은 조류로서 피부를 통과해 들어오는 빛을 직접 감수한다.

지구상의 위치에 따라 자기장 세기도 다르며, 과학자들은 특히 장거리를 이동하는 새들이 눈과 연결된 '나침반'과 부리와 이어진 '지도'를 뇌 속에 가지고 있는 것으로 파악하고 있다.

이 같은 현상은 철새들도 시각으로 지구 자기장을 확인하는 나침반처럼 활용하는 것에 비밀이 있다. 망막의 신경세포에서 발견되는 광감지 단백질인 '크립토크롬'과 관련되어 있고, 크립토크롬은 빛의 변화, 또는 자기장의 변화에 따라 전자의 이동이 일어난다. 이에 따라 두 가지 다른 상태로 존재하는데, 그 비율이 달라지면 뇌의 신호 전달이 가능하기 때문이다.

존재하는 모든 지구상의 생물체는 체내시계의 역할을 한다. 체내시계는 일주기성과 같은 생체 리듬으로 자발적으로 작동되고, 유전적으로 내재되어 있다. 또한 밝음과 어두움과 같은 명암주기를 갖고, 환경에 의해 반복되며 지속된다. 식물도 발아 포인트라는 체내시계를 가지고 있는데 산소, 물, 온도다. 발아되는 스위치를 누르는 동시에 식물의 사이클이 결정된다. 식물은 24시간 주기로 체내시계가 움직이기 때문에 아침에 발아 스위치를 넣는 것이 좋다고 한다. 제대로 꽃을 피우거나 열매를 맺을 수 있도록 하는 것도 이러한 일주기성 리듬 때문이다.

이렇듯 체내시계는 생물체의 수면 주기, 신체 대사율, 호르몬 분비 패턴, 호흡수, 심박수 등에 의해 그날의 바이오리듬을 말해준다. 이 리듬은 낮과 밤, 명암, 온도차, 개인의 외부 환경에 의해 영향을 받아 주기성이 변조되거나 동조화된다. 우리가 저녁이 되면 졸려서 눈이 내려앉다가도 아침이 되면 눈이 떠져서 활동하는 것처럼 자연스럽게 생체 리듬에 맞춰 살고 있다. 세상 모든 자연의 섭리와 더불어 생물체가 빛과 색을 어우르며 살고 있다는 사실이 놀랍다. 아름다운 꽃을 보며 환호하고, 아프면 자다가도 눈이 떠지고, 저녁이 되면 몸이 나른해져 눕고 싶은 것 모두 몸의 반응이다. 모든 행위에 대한 자유는 모든 생물체의 값진 보배로서 체내시계가 있기 때문이다. 하지만 야간학교에 다니거나 직업적으로 야간에 일하는 사람들은 자야 할 시간에 못 자고 일해야 하기에 수면시간의 리듬이 뒤로 밀리기 마련이다. 이러한 현상을 '수면 위상 지연 증후군'이라고 하는데, 특히 젊은 세대에서 증가하며, 이들의 체내시계가 제대로 작동되지 못하고 있다.

크롭토크롬 단백질에서 어떤 반응의 기전이 일어나는지는 알 수 없지만, 중요한 것은 빛과 색의 조화 속에서 이것이 발현된다는 사실이다. 인간의 수면 리듬이 이러한 조화 속에서 규칙적으로 반복되지 않으면 수면 조절 호르몬에 문제가 생기는 것이다. 또한 굳이 잠을 잘 때의 바른 자세를 말하자면 뒷머리와 등이 곧게 펴져야 하고, 베개는 낮아야 한다. 베개가 높으면 목이 들려진 상태에서 등이 바닥에 있게 되어 경혈의 소통을 방해하기 때문이다. 베개는 머리를 대는 것이 아니고, 목을 받쳐주는 의미가 커서 우리 선조들은 나무를 만든 목침을 사용했다. 목침은 한쪽은 낮게 다른 쪽은 높게 만들어져 있어서 높은 면은 옆으로 누울 때 하고, 낮은 면은 똑바로 누울 때 목에 받쳐지도록 지혜롭게 사용했다. 한국은 서양문명을 따라 주거환경이 많이 바뀌어서 침대와 전기장판을 많이 사용하는데, 일부 환자들이나 건강에 관심이 있는 사람들은 온돌방을 선호하는 이유가 있다. 피곤해진 일상생활에 지쳐 있을 때 따뜻한 온돌방에서 자면 최적화된 자연 상태로서 6장 6부의 중요한 모혈들이 따뜻해지며 경락이 소통되는 큰 장점이 있기 때문이다.

따라서 이러한 과학적 근거로 뒷받침하는 체내시계의 생체 리듬은 하루 24시간이 12간지(자, 축, 인, 묘, 진, 사, 오, 미, 신, 유, 술, 해)에 따라 2시간씩 주기로 하는 12장부에 유주하는 경락의 학설이 있다. 담낭과 간에서 조혈의 기능을 하는 자시와 축시에는 깊은 수면의 상태가 되어야 다음 날의 재충전이 가능하다. 그런데 현대인들은 남녀노소를 불문하고 많은 시간을 전자기기를 통한 매스컴이나 정보에 빼앗겨 그 시간에 잠들지 못하는 현실이다. 어떠한 일이 있어도 밤 10시에는 잠드는 것이 생체의 체내시계를 위해서 좋다.[4]

3. 배변 습관

인간은 삶을 영위하기 위해 매일 반복해서 다양한 음식을 먹게 되는데, 여러 가지 소화 과정을 거쳐서 대변으로 배설된다. 음식물을 먹으면 전분을 분해하는 프티알린(ptyalin)이라는 소화효소를 함유한 타액과 잘 섞여서 위로 보내지게 된다. 또한 위에 음식물이 들어오면 그 자극이 뇌에 보내지고, 호르몬이 분비되어 위가 작용하기 시작하며, 위액이 분비되어 들어온 음식물과 충분히 뒤섞이게 된다. 위액에는 단백질이나 지방을 분해하는 여러 가지 효소나 염산이 함유되어 있다. 염산은 위의 운동을 높여주거나 소화액의 분비를 촉진하는 호르몬을 분비하고 살균 작용도 지니고 있다. 이렇게 해서 위액과 혼합된 음식물은 조금씩 십이지장으로 보내지고, 십이지장에서는 췌액과 담즙이 분비되는데, 췌액에 함유된 소화효소는 단백질이나 탄수화물을 분해하고, 담즙에서 지방을 분해하게 된다. 흡수되기 쉬운 상태로 바뀐 음식물은 소장에 이르고 거기서 수분, 비타민, 미네랄과 함께 영양소가 흡수되며, 그 이후 가스가 된 것은 대장으로 보내진다.

대장의 원활한 수축 운동에 따라서 조금씩 밀고 나가는데 그 과정에서 수분을 흡수해 변으로서의 단단함을 조절하면서 S자 결장에 비축시킨다. S자 결장에서 직장으로 보내진 대변의 내용물들은 직장의 벽을 압박하게 되고, 그 압력이 일정한 세기를 갖게 되면 장관 내 조절 부위인 '아우에르바하 신경총'이라고 불리는 신경의 집합체가 그것을 감지하며, 그 신호가 대뇌에 전달되어 변의를 느끼게 함으로써 최종적으로 배설되게 하는 것이다. 대장의 배설 운동은 스트레스, 즉 정신적인 감정 상태에 바로 영향을 받게 된다. 평상시에 생활하던 곳을 떠나 여행을 간다거나 극도로 긴장하게 되면 배설의 기능은 현저히 떨어진다. 이럴 때는 일시적인 것이라 단순성 변비라고 하지만, 지속적으로 배설 기능에 문제가 발생할 때는 정기적으로 변의를 느끼는 신경도 무뎌져 습관성 변비가 된다.

소화 흡수의 장해로 인해 위에서 생긴 체내 가스는 음식물과 위액이 충분히 혼합되는 것을 방해한다. 정상적인 상태에서 연동운동이 이루어지면 위액과 음식물이 원활하게 혼합되지만 폭음, 폭식에 의해 가스가 차면 연동운동의 효과는 충분히 발휘되지 못한다. 나아가서 가스에 의해 위가 팽창된 상태에서는 연동운동 자체가 저해받는 일도 있다. 그 결과 소장에서의 소화 흡수를 위한 충분한 준비가 행해지지 않은 채 음식물이 십이지장에서 소장으로 보내지게 된다. 이와 같은 상태에서는 십이지장에서 소장에 걸쳐서 그 내용물이 가스에 의해 분단되면서 보내지므로 여기에서는 앞에서와 똑같은 상황이 일어난다. 소장의 운동이 방해되거나 반대로 가스에 눌려 영양소의 흡수가 이루어지지 못한 채 대장 쪽으로 보내지는 것이다.

복통의 경우 장내 세균의 이상 증식에 의해 장내 발효가 비정상적으로 진행되고, 이때 발생한 독성 가스에 의해 장벽에 염증을 유발하는 것이 원인이 될 수 있다. 나아가서 결장의 오른쪽 완곡부에 가스가 차 있는 경우에는 그것에 의해 담낭(쓸개)과 췌장이 압박되어 담낭염이나 췌장염과 혼동할 만큼의 격렬한 통증을 느끼게 된다. 위장에 위궤양이나 염증이 있는 상태에서 가스가 차면 상처 부위를 확대시킬 뿐만 아니라 그 주변을 압박해 혈행을 방해하므로 상처의 치료를 더디게 만든다.

장내 세균의 숫자는 100조가 넘는데, 소화기에 유발되는 장내 가스와 관련해서 무엇보다 가장 두려운 것은 암이다. 대장에는 두 종류의 균이 존재할 수 있는데, 인체에 대단히 유익한 균으로 잘 알려진 비피더스균처럼 선한 균과 대장균이나 웰시 바실루스 균으로 대표되는 악당 균이 있다.

문제가 되는 것은 악당 균 쪽인데, 이 균들은 흡수되지 않은 단백질이나 아미노산을 부패시켜 암모니아, 인도르라는 유해 물질이나 가스를 발생시키며 니트로소아민(nitrosamine, 환경성 발암 인자로 훈제식품이나 맥주에서 검출됨 : 간장, 위장, 폐암에 관계)이나 페놀(phenol)이라는 발암물질, 혹은 이들의 발암성을 한층 더 강화시켜주는 인도키신, 스카토르 등을 만들어 낸다. 이들은 대장암의 직접적인 원인이 된다. 방귀로 변해 체외로 배출된 장내 가스를 분석하면 수소, 메탄, 탄산가스, 산소 같은 무취성 가스에 냄새가 있는 암모니아, 유화수소, 인돌(indole), 스카토르, 휘발성 아민, 휘발성 지방산 등 암을 조성하는 유해 물질이 검출되고 있다.

그러한 의미에서 냄새나는 방귀가 나올 때는 장내에 악당 균이 있다는 증거이며, 악당 균이 만들어내는 발암, 암 조성 물질이 조금씩 장벽을 잠식하고 있을 가능성이 있는 것이므로 조속히 가스를 배출시키는 것은 물론, 식물성 섬유질을 많이 섭취하는 등 식사를 연구해 장내 세균의 균형을 선한 균이 더 많이 거주하는 상태로 개선시킬 필요가 있다. 위장에 위궤양이나 염증이 있는 상태에서 가스가 차게 되면, 상처 부위를 확대시킬 뿐만 아니라 그 주변을 압박해 혈행을 방해하므로 상처의 치료를 더디게 만든다.

음식은 보통 위와 장에서 24시간이 지나면 서서히 부패하기 시작하는데 부패하기 전에 배출시키지 못하면 염증이 생기게 된다. 즉, 위장병이 시작되는 것이다. 위와 장은 음식물을 소화시키고 온몸에 영양을 공급해주는 기능을 한다. 식사 시간 외에 무리하게 먹는 식사 습관에다 위와 장에 염증이 있는 사람은 온몸에 영향을 미치어 다른 염증까지 일으키게 된다. 이때 체내에 약해진 부위가 있으면, 염증(균)이 그 약한 부위에 몰려들어 더 큰 염증을 유발시키는 것이다.

현대인들은 식사도 제때 못 하고, 잠도 제때 못 자기 때문에 규칙적으로 배설한다는 것은 어려운 일이다. 또 화장실이라는 혼자만의 공간에서는 정작 용변을 보는 것이 아니라 대부분 책이나 신문을 보거나, 생각에 잠기거나, 특히 요즘은 휴대폰을 보는 경우가 허다한데 화장실에 가는 목적은 바로 배설하는 데 있다. '대변'과 '소변'이라는 단어 속에는 큰 편안함 또는 작은 편안함이라는 의미가 있다. 그러나 많은 사람이 볼일을 보는 것이 아니라 엉뚱한 행동을 하기에 좌변기에 오래 앉아 있다 보니 탈항이나 치질 발병 위험도 있을뿐더러 변기 안의 균들이 많은 곳에 긴 시간 노출되어 비위생적이다.

삼시 세끼를 먹고 사는 사람들은 땀, 소변, 대변 등을 통해 몸을 정화시켜야 하는데 정화되지 않은 음식물들이 딱딱하게 굳어 창자벽의 구석구석에 달라붙음으로써 건강을 해친다. 이른바 숙변이라는 오래된 변은 신체에 커다란 해를 입히므로 다양한 방법을 통해서 숙변을 제거해야 한다.

쾌변을 보기 위해서는 전날의 수면이 중요한데, 잠자는 동안 대장이 배설을 잘하도록 도와주기 때문이다. 앞에서 언급한 6장 6부의 활동이 12간지에 따라서 24시간 동안 활동하는 경락의 이론에 따르면, 새벽 3~5시 사이에 폐의 활동이 활발해지고, 새벽 5~7시 사이에는 대장의 활발한 움직임으로 전날에 섭취한 음식물의 찌꺼기를 어김없이 내놓아야 하는 시간이다. 폐와 대장은 음양의 조화로서 폐기가 온몸에 골고루 퍼지고, 몸 아래로 잘 내려가야 대장에서 잘 내보내지는 기능을 하게 되어 있다. 순조롭지 못한 배변 습관이 장기간 지속될 때는 몸의 이상 신호임을 알아채고 대처해야 한다.

02

암이 발생하기 쉬운 요인들

1. 연령

  윌름스 종양, 망막 아종, 신경아세포종과 같은 일부 암은 거의 항상 아동에게서 발생한다. 이들 암은 유전되거나 태아 발달기에 발생하는 억제 유전자 돌연변이에 의해 발생한다. 하지만 대부분의 다른 암들은 성인, 특히 고령자에게서 많이 발생한다. 미국에서는 암의 60% 이상이 65세 이상의 고령자에게서 발생하며, 암 발생률이 증가한 이유는 발암물질의 노출이 증가하고 인체 면역체계가 약화된 탓일 수도 있다.

2. 유전자와 염색체

21번 염색체를 두 개(정상)가 아닌 세 개씩 보유한 가장 흔한 유형의 다운증후군 환자들은 급성 백혈병 발생 위험이 12~20배나 더 높지만, 반대로 암종 발생 위험은 더 낮다. 중요 유전자에 영향을 주는 이상(돌연변이) 발생에 기여하는 것으로 보고 있다. 이들 유전자는 성장을 조절하고, 세포 분열 및 다른 기본적 세포 특성을 변화시키는 단백질을 생산한다. 또한 이들 유전자는 성장을 조절하고, 세포 분열 및 다른 기본적 세포 특성을 변화시키는 단백질을 생산한다. 암을 유발하는 유전자 돌연변이는 화학물질, 태양광, 약물, 바이러스 또는 기타 환경 물질의 손상 효과에 의해 나타날 수 있다. 일부 가족에서는 이러한 비정상적 암 유발 유전자가 유전되기도 한다. 암과 관련된 두 가지 주요 범주의 유전자는 종양 유전자와 종양 억제 유전자다.

종양 유전자는 정상 상태에서 세포 성장을 조절하는 유전자가 돌연변이로 변하거나 증폭된 형태다. 종양 유전자에는 유방암을 유발하는 사람 표피 성장인자 수용체2(HER2)와 폐암을 유발하는 추정 사구체여과율(EGFR)이 포함된다. 종양 유전자가 조절 불가능한 방식으로 부적절한 증식 신호를 보내면 세포가 암으로 이어질 수 있다. 정상 유전자가 종양 유전자로 변하는 돌연변이는 완전히 규명되지 않았지만, 다음과 같은 여러 요소가 영향을 줄 수 있다.

- X-레이

- 일광

- 대기, 또는 화학물질에 있는 독소(예 : 담배 연기)

- 감염 물질(예 : 특정 바이러스)

종양 억제 유전자는 일반적으로 손상된 DNA를 복구하거나 암세포 성장을 억제하는 단백질을 암호화함으로써 암 발생을 억제한다. DNA 종양 억제 유전자의 기능이 훼손되면 해당 세포가 지속적으로 증식해 암 발생 가능성이 커진다. 유전된 억제 유전자 돌연변이가 유방암 발생 건수의 특정 비율을 차지하는 것으로 보이며, 이 경우 일반적으로 젊은 나이에 여러 명의 가족에게 유방암이 발생한다.

3. 가족력

명백한 외부 요인 없이도 암 발생 비율이 높은 종이 있다는 동물 실험 결과가 있다. 유방암 가족력이 있는 여성은 다른 여성보다 유방암 발생 확률이 높을 뿐만 아니라, 젊은 여성에게서 잘 발생하는 경향이 있다. 따라서 일부 가족은 특정 암에 걸릴 위험이 많다. 위험성이 높다는 것은 단일 유전자 때문이거나 때로는 몇 가지 유전자의 상호 작용에 의한 것일 수도 있기 때문에 가족이 공통적으로 보유한 환경적 인자가 이러한 유전적 상호작용을 변화시켜 암을 유발할 수 있다.

4. 식사

불규칙적인 식사와 섭취하는 물질에 따라 암 위험을 높일 수 있다. 예를 들어 불포화 지방이 많은 식사와 비만은 결장암, 유방암, 그리고 경우에 따라 전립선암의 위험 증가와 관련 있다. 음주량이 많은 사람은 두경부암과 식도암에 걸릴 위험성이 매우 높다. 훈제 음식, 소금, 간장에 절인 음식, 또는 통째로 구운 고기가 많이 포함된 식사는 위암 발생 위험을 증가시킨다. 과체중이거나 비만이라면 유방암, 자궁내막암, 결장암, 신장암, 식도암의 발생 위험이 더 커진다.

5. 약물과 의학적 치료

특정 약물과 의학적 치료는 암 발생 위험을 높일 수 있다. 예를 들어 경구 피임제에 들어 있는 에스트로겐은 유방암 위험을 약간 높일 수 있지만, 시간이 경과하면서 이 위험은 낮아진다. 폐경기 여성에게 투여하는 에스트로겐 및 프로게스틴 호르몬(호르몬 대체 요법)도 유방암 위험을 높인다. 디에틸스틸베스트롤(DES)은 약물을 복용하는 여성과 임신 중에 약물에 노출된 그 딸에게서 유방암의 위험을 높인다. 또 DES라는 약물을 복용하는 여성은 자궁내막암 위험이 있고, 이 약물을 복용한 여성의 딸에게서 자궁경부암 및 질암 위험을 높이며, 유방암 치료제인 타목시펜은 자궁내막암의 위험을 높인다. 테스토스테론, 다나졸 또는 기타 남성 호르몬(안드로겐)을 장기간 사용하면 간암 위험이 조금 높아질 수 있다. 특정 화학 요법 약물(알킬화제)과 방사선 요법을 통해 암을 치료하면 수년 후에 다른 암이 발생할 가능성이 높아질 수 있다.

6. 지리적 상황

지리적 차이가 나는 원인은 복잡한 경우가 많고 정확히 이해하기도 어렵지만, 사람의 주거지에 따라 암 위험이 변화한다. 암 위험의 지리적 편차에는 유전, 식단, 환경 등의 여러 가지 요인들이 복합적으로 작용한다. 예를 들어 일본에서는 결장암과 유방암 위험이 낮지만, 일본인이 미국으로 이민을 가면 그 위험이 증가해 결국에는 다른 미국인들과 비슷해진다. 반대로 일본에서는 위암 발생률이 매우 높은데, 이들이 미국에서 서양식 식사를 하면 위험이 미국인 수준으로 감소한다. 하지만 이 감소치는 다음 세대에 도달할 때까지는 명확하지 않을 수도 있다.

7. 감염

일부 바이러스가 인체에 암을 유발하는 것으로 알려져 있으며 일부는 암을 유발하는 것으로 추정되고 있다. 인유두종바이러스(HPV, 생식기 사마귀를 유발함)는 여성의 자궁경부암과 남성의 음경암 및 항문암의 주원인이며, HPV는 또한 일부 인후암을 유발하기도 한다. B형 간염 바이러스 또는 C형 간염 바이러스는 간암을 유발할 수 있다. HIV와 같은 일부 인체 레트로바이러스는 림프종과 기타 혈액계 암을 유발한다. 일부 바이러스는 특정 국가에서 암을 유발하지만, 다른 국가에서는 그렇지 않다. 예를 들어 엡스타인-바 바이러스는 아프리카에서 버킷 림프종(일종의 암)을 일으키며, 아시아에서는 코와 인두에 암을 유발한다. 일부 세균도 암을 유발할 수 있다. 위궤양을 일으키는 헬리코박터 파일로리균은 위암과 림프종의 위험을 높일 수 있다. 일부 기생충도 암을 유발할 수 있는데 방광 주혈 흡충 감염은 방광의 만성 염증과 상처를 발생시키며, 그 결과 암이 발생할 수 있다. 또 다른 유형의 기생충인 간흡충은 췌장암 및 담관암과 관련 있는 것으로 알려져 있다.[5]

8. 생활 습관

생활 습관병은 잘못된 생활 습관에서 비롯되는 병으로 과잉섭취와 같은 불균형한 식생활, 운동 부족 등의 활동량 감소, 과로와 스트레스 등과 관련되어 나타나는 질병으로서 질병의 발생과 진행에 식습관, 운동 습관, 휴양, 흡연, 음주 등의 생활 습관이 미치는 영향을 받는 질환군을 말한다. 최근에는 감염성 질환 이외의 거의 모든 질환이 이에 해당한다고 생각하며 비감염성 질환이라고 부르기도 한다. 고혈압, 당뇨병, 비만, 고지혈증, 동맥경화증, 협심증, 심근경색증, 뇌졸중, 만성 폐쇄성 폐질환, 천식, 알코올성 간질환, 퇴행성 관절염, 악성종양 등이 이에 해당된다.[6]

9. 환경적 요인

다양한 환경적 요인들도 암 발생 위험을 증가시키는데, 담배 연기에는 폐암, 구강암, 인후암, 식도암, 신장암, 그리고 방광암의 위험성을 크게 높이는 발암물질이 포함되어 있다. 대기와 물속의 오염 물질들(석면, 산업 폐기물, 담배 연기 등)도 암 위험을 높일 수 있다. 많은 화학물질이 암을 유발하는 것으로 알려져 있으며, 다수의 기타 화학물질도 암 유발 가능성이 있는 것으로 추정된다. 예를 들어 석면에 노출되면 폐암과 악성중피종(흉막에 발생하는 암)이 유발될 수 있다. 농약에 노출되는 것도 일부 종류의 암 위험성이 증가하는 것과 관련 있다고 한다(예 : 백혈병, 비호지킨 림프종). 화학물질 노출 시점으로부터 암 발생 시점에 도달하는 데는 수년이 걸릴 수 있다. 방사선 노출도 암 발생 위험 요인이며, 자외선인 태양광에 오래 노출되면 피부암이 발생한다. 이온화 방사선은 특히 암 유발 가능성이 크다. X-선(컴퓨터 단층촬영(CT) 포함)은 이온화 방사선을 사용하며, 고선량 X-선을 사용하는 검사를 많이 받거나 토양에서 방출되는 방사성 가스 라돈에 노출되면 폐암 위험이 커진다. 일반적으로 라돈은 대기 중에 신속히 분산되어 해를 끼치지 않지만, 라돈 함유량이 높은 토양 위에 건물을 지을 경우, 라돈이 건물 내에 축적되어 충분히 해로운 대기 중 농도까지 상승시킬 수도 있다. 라돈이 폐로 흡입되면 결국 폐암을 초래할 수 있고, 라돈에 노출된 상태에서 흡연하면 폐암 위험은 더욱 커진다. 여러 가지 기타 물질에 대한 암 유발 가능성을 조사했지만, 암 위험을 높이는 화학물질을 파악하는 연구가 더 필요한 실정이다.

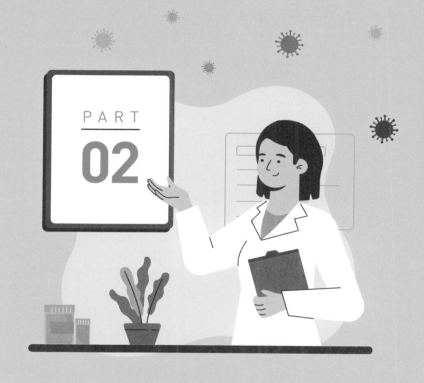

암을 치료하는 통합의학과
대체 보완의학의 필요성

01

통합의학의 필요성

　전 세계적으로 현재의 의료적 특징은 난치질환, 만성질환, 암질환 같은 잘못된 생활 습관으로 인한 질환들이 급속히 증가하고 있다는 것이다. 이러한 질환은 여러 가지 다발적 요인들이 원인이 되고 있다. 반면, 과학 기술의 발달과 더불어 막강한 자본과 결합된 의료 장비는 최첨단이 되어 가고, 오늘을 살아가는 현대인의 화두는 통합이다. 세기의 석학들은 글로벌 시대를 이야기한다. 유럽연합(EU)처럼 이제 이 세상은 나라마다 국경선도 필요 없어졌다. 정치, 경제, 사회, 문화도 이미 각기 영역의 제한을 두지 않고 서로의 영역을 넘나들고 있다. 인간의 몸속에 숨어 있는 질병을 찾아내는 이른바 진단의학은 신의 영역에 도전하고 있다고도 할 수 있다.

　그럼에도 불구하고 원인과 치료 방법이 명백히 제시된 질병은 거의 없으며, 바이러스를 사멸시키는 백신조차도 완벽하게 예방된다는 보장이 없다. 건강에 관련된 직업을 가진 사람들조차도 '건강관리'를 제대로 하지 못하기 때문에 아픈 사람들이 해마다 늘고 있다. 병으로 죽어가는 사람들이 평안히 늙어 죽는 사람들보다 많다.

따라서 최근에는 환경의 변화와 식생활의 변화 등으로 인해 만성적인 질병이 늘어나는 추세며, 환자의 삶의 질 향상에 대한 요구에 부응하기 위해 전인치료, 맞춤치료, 예방관리를 위한 새로운 패러다임의 통합의료 정립의 필요성이 대두되고 있다. 이러한 현실에서 암 환자들은 피로감, 불면, 정서적인 불안을 해소하고자 기본 정통 의료법 외에 대체 요법을 찾아서 안정을 취하고 싶어 한다. 하지만 전적으로 현대과학 기술의 발달에 의존하는 현재의 의료시스템은 수술과 약물 처방, 그리고 행동의 제한을 통해 인간의 몸에 찾아온 '건강의 이상'을 원상 복구시키고자 노력한다.

이와 같은 부단한 노력에도 불구하고, 환자와 병원의 숫자가 함께 늘어가는 현재의 상태를 바라보면, 현대의 건강관리자들은 '건강관리'에 만족하지 못하고 있다는 의문이 든다. 어찌 보면 인간에게 공헌한 바가 매우 큰 의료시스템에 한계가 온 것 같은 생각마저 드는데, 근래에 들어 대안의학, 보완의학, 통합의학, 전인의학 등의 이름으로 불리는 각종 치유법에 대중들의 관심이 쏠리고, 건강관리 소비의 새로운 패턴이 형성되고 있다. 그렇다면 통합의학의 필요성은 여러 가지 논점과 쟁점을 두고 기존의 치유 체계와 소위 그 안에 들어 있지 않은 각종 치유법의 혼합된 형태를 통한 치료, 또는 기존의 의료체계를 제외한 다른 요법들의 조합이거나, 아니면 모든 치유법들을 한자리에 모아놓는 것이라고 할 수 있다. 그러나 통합치유의 개념을 정립하려 해도 그것의 현실 가능성 혹은 치료 현장에 접목되어 진행되기에는 부족함도 있다. 다만 통합치유는 기존의 건강관리 체제하에서 취급하지 않는 각각의, 독특한, 특별한 방법이면서도 인체에는 전혀 해가 없는 치유적인 효과를 체계화시켜야 한다.

다양한 건강관리 방식들과 함께 그 속에 내재된 다양한 치유 방법의 공통점과 차이점들을 하나하나 찾다 보면, 보다 효율적이고 효과적인 치유 방법, 삶 속에서 어렵지 않게 치유할 수 있는 치유술을 개발하거나 찾아낼 수 있을 것이다. 이른바 현대의학의 한계 영역이라고 할 수 있는 환자들의 정신적, 심적, 사회적, 영적 치유를 통합의학의 관점으로 접근하는 대체 보완의학의 치료 방법들과 병행함으로써 여러 효과를 거두고 있다. 치유의 융·복합화와 치유 요법의 대중화로 치유 문화가 삶 속에 자연스럽게 스며들게 하는 것이다. 즉, 질병에 걸리지 않는 자연 속의 생명체들처럼 자연적인 삶에 도달하는 것이 목적이다. 또 한 가지 필요성을 언급하자면, 환자들의 건강에 대한 인식이 변하고 있다는 사실이다. 과거에는 질환의 치료에만 중점을 두었지만, 현재는 질병이 발생하기 전에 질병의 예방을 추구하고, 더 나아가 건강 증진, 웰빙(Well-Being)과 삶의 질 개선에 목표를 두며, 이러한 인식은 전 세계적으로도 급증하고 있다.

이에 따라 서두에서도 언급했다시피 통합의료에 대한 요구가 증가하는 원인은 환경 변화, 식생활 변화, 노령화 등으로 난치질환, 만성질병이 늘어나는 현실에서 환자의 삶의 질을 향상시키고 그 요구를 충족시키기 위해서다. 이에 따라 전인치료, 맞춤치료, 예방관리를 위한 새로운 패러다임인 통합의학 정립의 필요성이 대두되고 있다. 따라서 통합의료 전문병원을 중심으로 유망한 인프라 구축, 기초연구, 임상연구, 정책연구, 교육연구 등에 대한 과제 기획과 수행 체계를 정비할 필요가 있다. 또한 이상의 요구에 부응하기 위해 통합의료에 대한 근거 창출이나 기술개발, 보급 및 확산을 위한 R&D 지원이 필요하다. 그리고 통합의료에 있어서 새로운 패러다임의 진단 시스템이 필요하다. 통합의료는 단순히 기존의 서양의학에 대체 보완의학을 합하는 것을 말하고, 생물학적, 정신적, 사회적, 영적 차원이 통합된 완전한 상태가 유지될 수 있도록 하는 생리 시스템의 정상화를 통한 치유 의료라고 말할 수 있다.

복합적인 생리 시스템이 나타내는 이상 반응을 회복한다는 점에서 부분적인 질병 자체의 제거에 중점을 두는 기존의 진단과는 치료 관점이 다르다. 통합의료의 새로운 패러다임은 기존 의학의 진단치료 원리에 의한 치료법으로 해결하기 어려운 각종 난치질환, 만성질병 치료 및 치료 과정에서 나타나는 질적 저하 상태를 효과적으로 개선할 수 있는 해결책을 진단하고, 이상 반응을 정상으로 회복시킴으로써 질병을 치료하며, 심신의 건강과 편안함을 유지하기 위한 통합의료 진료 시스템의 개발이 필요하다.

따라서 통합의료의 성공적인 정착을 위한 근거 창출이 필요하다. 통합의료 진단과 치료에 대란 생리 병리학적 원인을 규명하고, 한의학 및 민간 요법, 대체 보완의학의 상위 차원에서 생리 시스템 조절을 통한 자연치유력 유발 기전을 규명함으로써 통합의료의 근거를 창출해 성공적으로 통합의료를 정착시킬 필요가 있다.

통합의학과 대체 보완의학
전문인력 양성의 필요성

MSD 매뉴얼의 설명에 따르면,[7] 통합의학 및 보건(integrative medicine and health, IMH)과 대체 보완의학(complementary and alternative medicine, CAM)은 역사적으로 서양 정통의학(conventional Western medicine)에 포함되지 않았던 다양한 치유 접근법 및 요법을 포함하며, 대체 보완의학의 많은 측면은 중국, 인도, 티베트, 아프리카, 아메리카 등의 고대, 토착 치유 체계에 뿌리를 두고 있다고 한다.

통합의학은 건강, 치료 관계 및 전인적 인간에게 초점을 맞춘 체계 안에서 타당한 정통 및 비정통 치료 접근법을 모두 이용하는 반면, 대체의학은 정통 의학 대신 이용된 비정통 의료 행위를 가리키는 보건 관리다. 정통 의학과 통합의학 및 보건 또는 대체 보완의학 간에는 기본적인 철학적 차이가 존재한다. 정통 의학은 이용 가능한 최상의 과학적 증거를 근거로 의료 행위를 수행하는 경향이 있다. 이와 대조적으로 대체 보완의학은 증거를 기반으로 한 의료 행위를 근거로 의료 행위를 수행하는 경향이 있으며, 이러한 증거가 반드시 유효성과 안전성에 대한 가장 높고 엄격한 기준을 충족시켜야 할 필요는 없다. 그러나 어느 정도의 식이 보충제 사용을 포함한 일부 대체 보완의학의 의료 행위는 전통적이며, 높고 엄격한 과학적 기준에 의해 검증되기도 했다.

통합의학 및 보건은 적절한 경우 대체 보완의학과 정통 의학의 결합을 목표로 하는데, 일부 대체 보완의학 요법은 오늘날 병원에서도 제공하며, 때로는 보험회사에 의해 비용이 환급되기도 한다. 침술 및 일부 수기 치료(예 : 척추교정 요법이나 정골 도수치료)가 그 예다. 대체 보완의학에 관한 관심 및 그 사용이 증가하고 있으므로, 점점 더 많은 의과대학 교과 과정에 침술, 약용 식물, 수기 치료, 동종 요법 등 대체 보완의학 요법에 대한 정보가 포함되고 있다.

1992년 대체 요법의 효과 및 안전성을 연구하기 위해 미 국립보건원(NIH) 내에 대체의학부가 설립됐고, 1998년 이 부서는 국립 대체 보완의학센터(National Center for Complementary and Alternative Medicine)가 됐다. 2015년에는 국립보완통합의학센터(National Center for Complementary and Integrative Health, NCCIH)로 이름이 바뀌었다.

다수의 대체 보완의학 요법은 수백에서 수천 년간 시행되어왔고, 여기에는 침술, 명상, 요가, 치료적 식이, 마사지, 약용 식물이 포함된다. 여러 가지 다양한 대체 요법들은 입증된 효과가 과학적으로 충분히 인정되지 못했고, 효과가 없거나 해로운 것으로 밝혀진 요법 중 일부는 과거로부터 오랫동안 전해져서 내려온 민간 요법이기도 하다. 따라서 제도권의 틀에서 과학적으로 증거를 인정받아야 하는 것이 숙제다. 대체 보완의학에 대한 지원이나 재정적인 자원이 턱없이 부족하고, 과학적인 연구를 수행하기에 대체의학 분야의 부족한 훈련이나 체계적인 교육 과정에 있어서 제도적인 장치가 미흡하기에 이러한 과학적 연구를 수행하기가 현실적으로 어려웠다.

현재 통합의학은 공급자 중심에서 소비자 중심, 치료 중심에서 예방 중심으로 미래형·맞춤형 신 의료서비스로서 주목받고 있다. 통합의학 이용 현황 조사에 따르면, 일반 국민의 대체 보완의학 이용 비율은 98.7%로서 연간 평균 의료비 부담액의 약 20%에 해당하며, 이용자의 88%가 대체 보완의학 사용에 만족하는 것으로 나타나 향후에도 건강군을 중심으로 통합의학의 잠재 수요가 많을 것이 예상됐다. 국내 의료환경에서도 통합의학적 진료 방식의 도입 사례가 증가하고 있으며, 통합의료 서비스에 대한 국내 수요도 지속적인 증가가 예상된다. 그러나 통합의학에 대한 요구 증가와 향후의 잠재적 성장 가능성에도 불구하고 국내에서는 통합의학에 대한 법적, 제도적 기반이 부족한 실정이다.

우리나라에는 대체의학을 전문으로 교육하는 대학이 여러 군데 있다. 대체의학 전공자와 통합의학 전공자를 한곳으로 통합해서 법적인 제도를 마련해 같은 자격으로 인정해주는 것이 타당하다고 본다.

통합의학을 전문적으로 교육하는 기관이 부재해서 통합의학에 대한 교육 요구를 충족시키지 못하고 있다. 이에 따라 외국의 통합의학 기관의 전문 연수 교육을 이수하거나 국외 통합의학 학위 과정을 이수하는 사례가 증가하고 있는데, 국내의 대체의학 전문 교육 과정은 학사, 석사, 박사 과정이 있는 만큼 제도적으로 국가시험 제도도 만들고, 질적으로 향상되게 하면서 의료기관에 채용될 수 있도록 해야 한다. 따라서 통합의학/대체 보완의학(대체의학)에 대한 교육 요구의 충족 및 교육의 전문성 확보를 위해서는 전문 교육센터 설립이 절실히 필요하다. 전문 교육센터는 통합의학/대체 보완의학(대체의학)에 대한 종합적인 정보 제공 외에 관련 각종 교육 과정을 운영하고, 관련 교육프로그램에 대한 인증관리 등의 역할을 담당하며, 전문가를 양성하기 위한 교육 및 실습 지원 등의 기능을 담당해야 할 것이다. 전문 교육센터는 국비 지원 통합의료센터 내 교육센터 설치, 통합의학 전담 교육센터 신설, 대학 병원 내 교육센터 설치 등 여러 유형의 설립 형태를 고려해볼 수 있겠으나 자원 활용의 효율성과 통합의학 교육의 전문성 확보 등 여러 가지 요인들을 고려할 때 교육 기능을 특화한 국비 지원 통합의료센터 내 운영 방안이 바람직할 것으로 보인다. 이는 환자 진료와 교육 기능을 연계함으로써 교육 효과의 극대화를 가져올 수 있으며, 통합의료센터의 특화된 서비스영역으로 자리매김함으로써 국내외적으로 경쟁력 확보가 가능할 것이다. 진료와 교육의 기능을 융합한 미국 아리조나(Arizona) 교육센터의 운영 사례는 교육 중심의 통합의료센터 건립에 대한 하나의 예가 될 수 있을 것이다.

한국보건산업진흥원 의료정책팀의 기고에 의하면,[8] 국내외 통합의학 전문인력 양성 현황을 살펴보면서 활용 방안을 제시하고자 했다.

통합의학 전문인력에 대해 별도로 규정된 바가 없으나 '대한 보완통합의학회'에서 통합의학 인정의를 배출했으며, 이에 따라 약 100여 명의 통합의학 인정의가 활동하고 있는 것으로 조사되고 있다. 2012년에 한국보건산업진흥원에서는 일반 국민 및 암 환우 통합의료 이용 현황을 조사해서 의사, 한의사를 통합의학 전문인력으로 조작적 정의했으며, 2015년 8월에 통합의료 분야 전문인력 양성 및 활용 방안을 위한 교육 또한 별도로 규정된 바가 없으며, 교육 현황도 파악된 바가 없으나, 의과대학, 한의과대학, 각종 학회 중심의 의료인 보수교육, 통합의료 서비스 제공 기관에서의 직원 교육 등을 통해 통합의학 관련 교육이 이루어지고 있는 것으로 파악되고 있다.

국내에서는 2005년 가톨릭 대학교병원 통합의학 교실이 최초로 개설되고, 2012년 대한 보완통합의학회에서 통합의학 교과서를 발간해 연구 및 교육이 확산됐다. 통합의학 관련 교육 과정 운영에 대한 조사 결과, 전국의 41개 의과대학 중 85.4%의 대학이 보완의학 교과목을 개설하고 있었으며, 2015년에는 16개 의과대학 중 12개 의과대학, 5개 한의과대학 중 3개 한의과대학에서 통합의학 교과목을 개설·운영 중인 것으로 조사됐다. 그러나 통합의학의 체계적 교육 필요성에도 불구하고, 통합의학과 관련한 표준 교육프로그램의 부재와 전문 강사 확보의 어려움은 통합의학 교육 운영에 있어 장애 요인으로 작용하고 있는 것으로 나타났다. 통합의학 전문인력을 양성하기 위해 필요한 교육 훈련 분야 인력 또한 부족한 실정으로 체계적인 전문인력 양성 및 활용이 필요하다.

따라서 국내의 통합의학이나 대체 보완의학의 표준 교육 프로그램에는 대체의학과 과정을 전공한 전문인력을 배치해야 한다. 국내 대학에 학사, 석사, 박사 과정의 대학이 있음에도 제도적으로 조건에 부합되지 못하고, 제도가 마련되지 못한 실정이라서 통합의학 전문인력을 양성하기 위한 조건은 갖추었어도 이 분야 졸업자들의 진로에 부정적인 영향을 끼치고 있다. 외국처럼 교육센터에서의 통합의학 및 대체 보완의학 전문인력 양성이 시급하다.

미국에서는 통합의학 관련 교육과 연구 활동의 지원을 위해 1998년 미 국립 보건원(NIH)내에 국립 대체 보완의학센터(NCCAM)의 지원으로[9] 미국과 캐나다 의과대학을 중심으로 통합의학 학술센터 컨소시엄(the Consortium of Academic Health Centers for Integrative Medicine(CAHCIM))을 구성했다.

국립 통합의학센터(NCCIH)에서는 총 14개 기관을 대상으로 연구교육과 교육훈련 등 통합의학 교육 과정이 운영되고 있으며, 통합의학센터와 의과대학의 교육 과정 운영 및 가이드라인 등은 통합의학 학술 컨소시엄(CAHCIM)에서 제공하고 있다. 통합의학 학술 컨소시엄의 회원 수는 1999년 11개에서 2013년 56개로 증가했으며, 회원에는 23개 의과대학도 포함되어 있다.

미국 내 통합의학 교육 과정 운영은 의과대학의 50%에서 시행되고 있으며 기관당 평균 2개(1~8개)의 교육 과정이 운영된다. 수업 과정과 실습 과정으로 구분되는데, 이 중 일부 과목은 통합의학 자격증이 요구되는 전문 교육 과정으로 운영되고 있다. 의과대학마다 주요 교육내용에 차이는 있으나 침술(Acupuncture), 천연물(Herbal medicine), 동종 요법(Homeopathy), 명상(Meditation), 영양 요법(Nutritional supplement therapy), 영성 요법(spirituality)이 통합의학 전문인력(CAM practitioner 혹은 CAM의 치료 및 처방 가능자)에 의해 교육되고 있다. 미국 내 통합의학 센터에서 통합의학을 제공하는 직종은 의사, 침술사, 마사지 치료사, 영양사 등 대체 보완의학을 통합의학(IM)의 개념으로 확대해 국립 대체 보완의학 센터(NCCAM)의 명칭을 2014년 국립 통합의학센터(NCCIH)로 변경했다. 자연 요법 전문가, 영양상담 전문가, 심리치료학 박사 등으로 구성된 통합의학 교육팀이 콜레스테롤 관리, 해독 프로그램, 통증 관리 등의 교육프로그램을 운영한다.

미국 내의 통합의학 교육과 훈련 과정에 대한 논의는 대증 요법 의사(allopathic)와 정골 요법 의사(osteopathic)를 중심으로 시작됐으며, 운동의학, 영양의학, 환경의학, 전통의학 등 열세 가지 영역에서 통합의학과 관련한 자격시험이 실시·관리되고 있는 것으로 조사됐다. 통합의학 전문인력 양성 체계(규제, 면허, 인력관리 등)는 주 단위 법령으로 명시하고 있으며, 자연 요법 의사는 15개 주에서 면허가 발급되고, 침술사(acupuncturist)와 마사지 치료사(massage therapist)는 40개 주 이상에서 면허가 발급된다. 통합의학 전문인력에 대한 자격요건은 국립 통합의학센터(NCCIH)에서 제시하며, 국가 및 지방자치 단체는 자격을 획득한 실무자가 그들 관할구역에서 업무를 하는 데 필요한 내용을 정의할 책임이 있음을 명시하고 있다.

이처럼 미국은 통합의학 전문인력의 교육 및 양성을 위해 정부산하 기관 내 통합의학 전문기관을 설치해 통합의학에 대한 교육 지침 및 가이드라인 제공 등 정부 차원의 관심을 기울이고 있으며, 전문인력 교육 및 양성체계는 연방 정부의 관련 조직과 주 단위 근거 법령을 통해 관리되고 있다.[10]

독일의 통합의학은 국가사회주의 체제하에 있던 시기(1933~1945)에 정부 정책으로 통합의학 장려를 위한 제도와 법을 도입하기 시작했으며, 2000년대에 이르러 자연치유 및 통합의학(Naturheilkunde and Integrative Medizin)이라는 명칭으로 체계화되고 공식화됐다. 독일의 통합의학 교육은 2003년 의사면허법(ÄApprO, Approbationsordnung für Ärzte) 개정을 통해 자연치유 요법을 제공할 수 있는 의사 양성 및 보수 교육이 공식화(자격증 수여)됐으며, 프라이부르크(Freiburg) 대학, 로스토크(Rostock) 대학 등 몇몇 대학에서 통합의학 교육 과정을 개설해 운영하고 있다. 로스토크(Rostock) 대학에서는 의과대학 재학생을 대상으로 자연치유 요법(Naturheilkunde), 중국 의학(Chinesische Medizin) 등의 교과목을 운영하고 있으며, 정규 교과목 외에 통합의학과 관련한 주제를 선정, 14주간의 세미나도 진행하고 있다.

독일에는 독립적인 책임하에 치료 행위를 할 수 있는 통합의학 전문인력으로 의사(Approbierter Arzt)와 허가받은 치유 요법사(Zugelassener Heilpraktiker)가 있다. 이들에 대한 교육은 각 협회가 중심이 되어 협회 회원에게 교육 기준, 교육 이수 시간, 재교육(연수) 주기 등을 규정하고 있으며, 의사 및 치유 요법사와 관련된 자연치유 의학(Naturheilmedizin)

협회가 대략 500개가량 있는 것으로 파악되고 있다. 독일에서 자연치유 요법과 보완의학에 관심이 있는 의사는 의대 과정 후에 협회나 의사회 내의 석사 학위 과정(Masterstudium)에서 교육받을 수 있으며, 전문의의 전문 과목 외에 특정한 교육을 받음으로써 침 요법(Akupunktur), 자연치유 요법(Naturheilverfahren)과 같은 '추가 명칭'을 붙일 수 있다. '자연치유 요법 의사(Arzt für Naturheilverfahren)'라는 추가 명칭을 받기 위해서는 전문의로서 통상 3개월간의 추가 교육(또는 80시간의 사례 중심의 세미나 및 개인지도) 및 160시간의 자연치유 요법 교육 과정을 이수해야 한다. 또 다른 통합의학 전문인력인 자연치유 요법사는 2003년 '유사 요법 자격증 재단(Stiftung Homöopathie-Zertifikat)'을 설립해 운동의학, 영양의학, 환경의학, 생체분자의학, 행동의학, 영성의학, 에너지의학, 사회의학, 수기의학, 동종의학, 식물학, 민속의학(침술 포함), 전통의학 등의 투명성 추구를 위해 자격을 부여했으며, 이들에 대한 교육은 의과대학 교육과는 달리 교육의 종류와 기간이 정해지지 않았으나 일정 교육을 거친 후 보건 담당 의사(Amtsarzt)의 시험을 거쳐야만 자연치유 요법을 사용할 수 있도록 하고 있다.

독일은 전통적으로 통합의료가 다양한 형태로 존재해왔으며, 이로 인해 의사뿐만 아니라 치유 요법사(Heilpraktiker)도 통합의료 서비스의 한 부분을 차지하고 있다. 이들 인력에 대한 교육은 의과대학 및 관련 협회가 담당하고 있다.

우리나라는 아직도 통합의학에 대한 법적·제도적 기반이 마련되지 못한 상황으로 통합의학 기반 구축의 초기 단계임을 고려할 때 의사,

한의사, 통합의학 중심의 전문인력 양성이 필요할 것으로 생각된다. 이를 위해 통합의학 관련 정책 및 제도 등을 제안하고 관리·감독할 수 있도록 보건복지부 내 통합의학 전담 부서의 설치와 의사결정기구로 통합의학 정책추진단(가칭) 및 하부 조직으로서 통합의학 전문인력 양성 TF(Task Force : 과제 성취를 위해서 전문가들로 구성된 기한이 정해진 임시 조직) 구성이 필요하다. 통합의학 전문인력 양성을 위한 기반 구축의 초기 단계임을 고려할 때 통합의학 관련 학·협회와의 긴밀한 협조 관계 또한 필요하다. 통합의학 전문인력 양성 분야는 통합의학 교육을 선도적으로 추진해나갈 전문 교수 요원과 진료 현장에서 통합의료를 활용할 임상 분야 전문인력으로 구분해 각자의 역할에 적합한 인력 양성 방안이 마련되어야 한다.

의과대학 및 한의과 대학 내의 통합의학 교육 과정 운영 현황 조사 결과에서도 나타났듯이 통합의학만을 전담으로 관리하는 교수 요원이 절대적으로 부족하므로 현재 의대 및 한의대 교수 요원, 양·한방 복수 면허자를 대상으로 한 전문 교수 요원의 양성이 필요하다.

임상 분야는 예비 의료인 대상의 기초 과정, 의료인 대상의 일반 과정 및 전문 과정으로 구분해 전문인력 양성이 필요하다. 예비 의료인 대상으로는 표준화된 통합의학 교육 프로그램 개발 및 교육이 필요할 것이며, 의료인 대상의 일반 과정은 환자를 진료하는 임상의를 대상으로 각 학회가 중심이 되어 질적으로 높은 통합의학 교육을 실시하는 것이다. 이를 위해서는 통합의학과 관련한 각종 연수 프로그램의 확대 및 활성화와 보수 교육 내용의 전문화가 필요하다. 또한 교육 방법 등의 선진화를 통해 상시 연수 교육 운영 및 질적 향상을 기해야 할 것이다.

03

통합의학과 대체 보완의학의
미래 과제

인간의 건강은 자연에 순응하는 가운데 개인이 가지고 있는 몸의 본성으로서 그 자체를 유지하고 치료할 수 있는 능력을 유지해주는 것이다. 약에 대한 의존성이나 건강에 대한 과도한 염려는 건강을 위한 생활 습관에도 좋지 않고, 건강한 세포를 위한 환경을 저해하는 요인이 된다. 지금까지의 현대의학은 외상성 손상, 전염성 질병, 선천적인 결함 등 위기의 환자를 치료해 기적을 이루어냈다. 하지만 대체 보완의학은 예방이 더 쉽고, 덜 고통스러우며, 값이 저렴하고, 남녀노소 모두 적절하게 활용할 수 있다. 병을 고치고 인류의 건강을 지키고자 하는 노력은 공통적인 영원한 숙제다. 암 환자 대부분은 살아있는 정상 세포의 유지를 위해 음식이나 영양제 등을 추가로 섭취하고, 기타 관련한 요가나 명상, 마사지 프로그램을 적극적으로 활용하고 있다. 때로는 검증되지 않은 식품들을 섭취하고 곤욕을 치렀다는 이야기를 들어봤을 것이다. 어떠한 식품을 먹으면 치료가 된다는 상술로 인해 환자들의 건강에 위해가 될 수 있는 것은 법적으로 강화된 제도로 처리해야 한다. 적어도 본인과 가족들의 건강을 위해서 기존 의학이 질병 치료에 충분하지 않다고 판단하면 다른 치유법에 관심을 두게 된다. 대체의학은 개인적인 생활 습관, 보행 습관, 체질, 유전적 요인, 성격, 스트레스, 에너지 균형 등을 살펴어 원인에 따라 다르게 처방하고 천연물질을 이용해 치유력을 높인다. 이렇게 장점이 더 많은 치유법에 대한 요구가 생겨나기 시작했고, 질병 치료에 효과가 있다는 전 세계의 각종 좋은 치료법을 수용하면서 보완·대체의학(CAM; complementary alternative medicine)이 점차 활성화되는 추세다.

우리나라도 세계의 다른 나라와 비슷하게 인구 고령화로 말미암아 만성질환이 늘고 있고, 이와 더불어 암을 비롯한 난치병도 기하급수적으로 증가해 늘어가는 의료비용은 사회적 논란거리가 되지 않을 수 없다. 정부 기관이 적은 비용으로 국민의 건강을 증진시키려고 시도하는 것은 결과적으로 의료 수혜자에게 좋은 일이라고 할 수 있다.

따라서 국내에서 대체 보완의학에 대해 계속해서 관심을 쏟지 않는다면, 수년 후에는 지금보다도 훨씬 더 많은 부작용에 시달려야 하고 많은 혼선을 빚게 된다. 검증받지 못한 각종 보완의학이 비의료인들에 의해 치료에 이용되는 악순환이 계속될 것이다. 이러한 검증 안 된 보완의학에 환자의 생명이 맡겨지는 심각한 상황이 올 것이라는 점을 생각하면, 지금이야말로 통합의학과 대체 보완의학에 대한 의료인의 관심과 책임이 더욱 필요한 시기라고 할 수 있다. 선진국에서의 노력과 같이 국내에서도 통합의학과 대체 보완의학을 합리적이고, 과학적인 방법으로 수용하고 정착시키기 위해 연구, 교육, 법적 제도 마련 등 국가에서 관심과 노력을 기울여야 한다. 지금은 저변 확대나 제도권 확립이 되지 못해서 다소 부진해 안타까운 현실이지만, 다행히 조금씩 움직임은 있다. 물론 미국이나 선진국에는 미치지 못하는 실정이어서 아직은 극히 초보적인 단계라고 할 수 있다. 현재 우리나라에는 통합의료나 대체 보완의학 전문인력의 자격 기준 및 이에 따른 인력 양성 체계 등이 마련되어 있지 않다. 향후 전문인력 양성 및 활용에 대한 중장기적 계획을 수립하고, 이를 기반으로 교육 확대 등을 통한 전문인력의 양성 방안이 구체적으로 마련되어야 할 것이다. 또한 양성된 전문인력의 효율적 활용 방안에 대한 심도 있는 논의도 필요할 것이다.

통합의학의 연구, 교육 그리고 임상적 경험이 오랜 역사를 가진 유럽의 나라들 및 미국의 사례와 경험을 토대로 국내에서도 보완의학의 안정성과 효과에 대한 연구, 교육, 법적 제도가 마련되어야 하며, 법제도 보완으로 난립하는 보완·대체 요법에 대한 적절한 견제 및 허용범위 확대가 병행되어야 한다. 교육부의 방침대로 학생을 배출하는 학교 경영 측면에서 대체 보완의학과와 통합의학과의 학과 개설만 허가해줄 문제가 아니라 기존의 전공자들이 국가 제도권 안에서 일할 수 있도록 해야 한다.

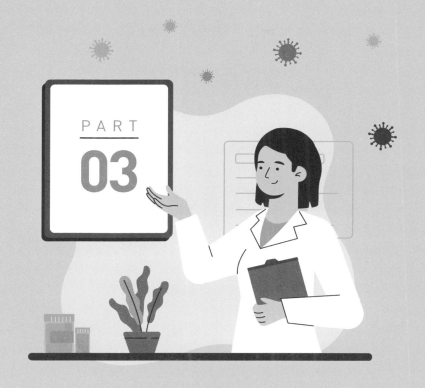

PART
03

현대의학과
통합의학의 암 치료

암의 수술적 치료

1. 암 수술의 개요

암의 외과적 수술 치료는 고대 이집트에서 시작됐다고 추정되며, 실제 종양의 수술 방법은 몰몬(Mormon)의 에털마취와 리스터(Lister)의 무균법 소개에서부터 출발했다. 현재 진행되고 있는 암 수술 요법은 1928년 서울대학교 부속병원에서 국내 최초로 시행됐으며, 암 수술 요법의 모태가 됐다. 수술은 암 치료의 근본치료이며 대부분 초기 암 환자에게 시행하는데, 암 종류와 크기, 부위에 따라 수술 방법과 정도도 다르다. 수술 후 그에 따른 항암, 방사선, 그 밖에 보조 요법들에 관한 부적응 사례들이 많이 있음에도 완화시켜주는 의료 요법이 전무한 실정이다.

암 수술은 전통적인 치료 방식으로 림프절이나 원격 부위로 전이되기 전에 제거할 수 있고, 암에 대한 가장 일반적인 치료법 및 질병 관리 중재 중 하나다. 전이로 인한 2차 종양도 수술로 제거할 수 있지만, 전이되지 않았다면 수술을 통해 치유할 수 있다. 전이 여부를 파악하는 것은 수술 전에 항상 가능한 것은 아니며, 전이 여부를 확인하기 위해 림프절을 절제하는 경우도 있다. 전이됐을 경우 재발률이 매우 높으며 재발 방지를 위해 수술 후 화학 요법이나 방사선 요법이 필요할 수도 있다. 이미 전이된 경우 수술이 주된 치료법이 될 수는 없고, 종양의 크기를 줄이기 위한 방사선 요법과 화학 요법의 효과를 높이거나 종양이 장을 막고 있을 때 유발되는 심각한 통증이나 메스꺼움 또는 구토 등의 증상을 완화시키기 위한 목적으로 수술을 시행한다. 모든 종양을 수술로 제거하더라도 암이 완치되기는 어렵다. 남아 있는 일반 암 종류는 접근하기 불가능한 곳에서 증식하기 때문에 수술만으로는 바람직한 치료법이 될 수 없다.[11]

암 치료의 준비는 진단과 치료 시작 사이에 발생하는 치료의 연속체로 정의되며,[12] 치료 및 일반 운동, 영양, 고통 대처, 피부 보호, 수면의 향상 및 기타 여러 개입을 포함하는 통합 암의 진정한 특징이 될 수 있다. 암 수술에 앞서 화학 요법과 방사선을 포함한 다른 치료가 선행되거나 선행될 가능성이 높다. 암 치료에 사용하는 약물은 환자가 수술을 준비할 때 영향을 미친다. 예를 들어 화학 요법이 피로와 지속적인 메스꺼움을 유발하는 경우 환자는 수술에서 빨리 회복하기 어려울 수 있다.

마사지 치료사는 치료를 제공하고 환자에게 수술 전 요구 사항을 해결하도록 설명하며, 스트레스 감소와 수면 개선을 위한 전반적인 웰빙에 도움을 주는 수술 전 마사지 트리트먼트를 시행해야 한다. 또한 수술 전후 혈액 및 림프 순환의 운동 범위, 통증 및 강도[13]를 비교해 볼 수 있는 기회를 준다. 완전한 울혈제거 요법 훈련을 받은 치료사는 특히 림프절이 제거된 경우 특정 환자에게 정상적인 것을 설정하고 수술 후 변화와 비교하기 위해 측정할 수 있다.

암을 진단하기 위해 병리학자가 연구하는 생검은 암세포의 외과적 제거이며, 과정은 분할을 결정하고 전이에 대한 림프절을 평가한다.

수술 시행 후에 종양 용적 축소(세포 축소 수술)는 주변 조직에 대한 압력을 완화하기 위해 중요한 장기를 손상시킬 수 있는 종양 크기를 줄이고, 종양 일부를 제거하거나 화학 요법이나 방사선과 같은 보조 치료의 효능을 높여서 삶의 질 향상에 도움을 준다.[14]

림프절 절제술은 재발 위험을 줄이며 추가 치료를 계획하기 위해 전이를 평가하고 종양에 가까운 림프절을 제거하는데,[15] 겨드랑이, 사타구니, 자궁 경부, 골반 및 후복막 등 암의 위치에 따라 시행된다. 하나 이상의 림프절 제거는 림프부종의 발병 위험 요소로 의미된다.[16]

2. 개복 수술

배를 갈라서 열고 복부 안에 있는 기관을 치료하거나 혹 따위를 제거하는 수술로서 복부 구획이 노출되어 큰 정중선 절개 흉터를 남기게 된다.

3. 최소 침습 수술

복강경, 내시경, 관절경, 대장 내시경 및 로봇 수술이 포함되며 작은
절개로 빠른 회복이 가능하다.

4. 레이저 수술

고휘도 빛을 이용해 종양이나 기저세포 피부암과 같은 전암성 성장
을 축소 또는 파괴하고, 입원 시간을 단축할 뿐만 아니라 출혈 부종 및
흉터를 줄여 조직 손상을 최소화한다.

5. 전기 수술

전기 전류를 사용해 출혈을 조절하고, 조직을 자르거나, 제거하거나,
파괴한다. 일반적으로 표재성 암(예 : 기저세포 암종)을 치료하고, 비정상
세포(예 : 자궁 경부)를 제거하는 데 사용된다.

6. 저온(냉동) 수술

액체 질소 또는 아르곤 가스를 통해 저온의 냉기를 사용해서 암세포
를 얼려 괴사를 유발하는 치료 방법이다. 약 1.5mm 두께의 얇은 치료
침을 개복할 필요 없이 종양에 직접 위치시켜 영하 40℃ 이하로 급냉

동시킨다. 급냉동된 종양세포는 세포 내부가 얼면서 세포 내부의 효소와 구조가 파괴되고 세포 내부에 생긴 얼음 결정은 세포막을 파괴시킨다. 환자의 상태에 맞게 국소마취 등을 시행한 후 1개 혹은 그 이상의 치료 침을 종양 근처에 경피적으로 삽입한다. 치료 침이 모두 삽입된 후에는 치료 침 온도를 영하로 떨어뜨려 급속 냉동과 급속 해동을 반복하며 출혈을 최소화하고, 온도 감지 센서로 정상 조직의 피해를 최소화하면서 종양 조직을 괴사시킨다. 일반적으로 초기 단계의 피부암, 망막모세포종에 사용된다.

　냉동 수술의 장점은 정상 조직을 파괴하는 부작용이 적으며, 치료 중뿐만 아니라 치료 후에도 통증이 적어 환자의 회복에 걸리는 시간이 적고 입원 기간이 짧다. 이러한 장점으로 수술을 할 수 없는 환자나 전신 상태가 좋지 않은 상태에서도 치료가 가능하다. 그리고 다른 치료와 다르게 정상 조직의 손상이 적어 언제나 추가적인 치료가 가능하기 때문에 수술 후 재발한 환자나 항암 요법, 방사선 치료에서 결과가 좋지 않은 환자도 치료가 가능하다. 따라서 체력이 약한 고령 환자나 호흡 기능 또는 심장 기능이 저하되어 수술이나 방사선 치료를 받기가 부담스러운 암 환자에게 적극적으로 추천할 만한 수술법이다.[17]

7. 광역학 요법

　1900년대 개발된 광역학 요법은 빛을 이용하며 광 과민성 약물을 주입해 조직은 보호하면서 암세포를 죽이는 요법이며, 미국의 엠디 엔

더슨(MD Anderson) 암센터는 광역학 요법의 효과와 부작용에 대해 다음과 같이 설명했다.

광역학 요법은 빛을 이용해 암세포를 죽이며 환자들은 빛에 민감하게 만드는 약을 투여받고 고형 종양이 있는 환자는 포토프린을 주입받는다. 국소 광 민감제인 아미노레 블린산이 피부에 직접 발라져서 피부암을 치료하게 되는 것이다. 광 민감제를 받은 후에 환자들은 1시간~48시간까지 환자마다 다양하게 빛 치료를 받는데, 환자들은 그 과정 동안 따뜻함을 느낄 수 있으며, 일반적으로 통증은 없다. 광역학 요법은 암을 치료하고, 암을 예방하며, 암 환자의 삶의 질을 향상시키는 데 사용될 수 있다. 예를 들어 폐암 초기 환자는 종양이 자라거나 퍼지기 전에 광역학적 치료법으로 암세포를 치료할 수 있다. 특히 소화관이나 폐에 큰 종양이 있는 환자의 경우 수술받을 수 있도록 종양을 축소하기 위해 광역학 요법을 받을 수 있다. 또한 가까운 장기에 가해지는 압력을 완화하거나 호흡곤란을 줄이기 위해 수축시킬 수 있다. 산소에 의존하고 있는 환자들에게는 레이저와 전기 소작기와 같은 열 치료법이 화재의 위험 때문에 선택사항이 아닐 수도 있다. 하지만 이 경우에는 광역학적 치료가 치료의 선택일 수 있다.

광역학 요법은 또한 피부암을 예방에 도움을 줄 수 있다. 환자의 몸에 여러 개의 암의 피부 반점이 있다면, 암이 형성되기 전에 그 세포들을 제거하기 위해 이 치료법을 사용할 수 있다.

광역학 요법의 이점은 환자의 몸에 수술할 때 칼을 대야 하는 다른 더 침습적인 암 치료와 비교했을 때 비교적 쉽다는 것이다. 대부분 외래시술로 진행되기 때문에 치료 후 바로 귀가할 수 있고, 이후에도 회복이 필요 없는 경우가 많다. 또한 다른 암 치료 과정 전반에 걸쳐 환자의 삶의 질을 높일 수 있다. 기도를 확장하기 위해 광역학 요법을 받는 폐암 환자들이 다른 암 치료에 더 잘 반응한다는 연구 결과도 나왔다. 연구에 의하면 암세포가 광역학 요법 후 사멸하면서 면역 체계가 증진될 수 있는 항원을 방출한다는 것을 보여줬다.

광역학 요법의 위험성은 대체로 안전하지만, 다른 암 치료와 마찬가지로 위험과 부작용이 있다. 어떤 치료든 개별적인 위험과 이점을 이해하기 위해 의료팀과 대화하는 것이 중요하다. 광 감각제가 아직 몸 안에 있는 동안 햇빛 노출에 더 취약할 수 있으므로 햇볕에 타는 위험을 줄이기 위해 광역학적 치료 후 최대 6주 동안 햇빛에 노출되는 것을 피해야 한다. 환자들은 가능한 한 실내에 머물거나 부득이하게 밖에 있어야 한다면, 자외선 차단 의복을 입거나 자외선 차단제를 발라야 한다.

광역학 요법 후에 환자의 몸은 죽은 암세포를 처분해야 하는데, 폐암에 걸리면 죽은 세포가 기도를 막아 숨쉬기 어렵게 만들 수 있다. 따라서 광역학 요법 며칠 후 기관지경 검사를 통해 죽은 조직을 제거해야 한다. 이 절차를 수행하는 동안 의료팀은 광역학적 치료의 영향을 받는 조직을 흡입하기 위해 목구멍으로 튜브를 삽입할 것이다.

이때 출혈을 경험할 수도 있다. 흉부 환자는 피를 토할 수도 있고, 위 종양 환자는 대변에서 혈액이 비칠 수 있다. 피부암은 허물이 벗겨지거나 상처를 남길 것이다. 이러한 심각한 부작용에 대해 모니터링할 수

있도록 의료팀과 미리 상의하는 것이 좋다.[18]

8. 암 수술의 부작용

수술의 위험과 마취반응은 일반적으로 시술 직후에 발생하는데 메스꺼움, 구토, 인후통, 근육통, 가려움증 및 IV 삽입 부위의 경미한 통증으로 인해 불편함을 호소하게 되며, 수술 즉시 또는 수술 후 수개월에서 수년 후에 발생하고, 다양한 요인에 의해 기인되는 증상들이다. 약물 부작용에 의해 악화될 수 있으며, 주사 부위의 가려움증 및 국소 마취 부위의 동통이 나타날 수 있다. 수술 절개에 의한 출혈은 정상적인 반응이며, 빠르게 멈춰야 하고 상처의 과도한 출혈은 잠재적인 의학적 응급 상황이 될 수 있다. 출혈이 징후로 나타날 때는 현기증이나 어지러움 및 출혈이 멈추고, 시작되는 반복의 상황으로서 정상보다 빠르게 심박수와 호흡수가 변화되어 수술로 인한 혈전 위험이 커진다. 피부, 근막, 근육, 장기, 신경 및 혈관이 절단되거나 견인되어 주변 조직에 손상을 입히면 부기, 멍, 저림이 나타날 수 있고, 보이거나 보이지 않는 흉터, 재건, 절단 등을 포함한 신체 외형적인 문제로 고민하게 된다.

수술 후에 나타나는 통증 관리는 복잡하고 통각 수용성 통증은 절개, 조직 견인 및 수술 진행 중에 위치를 포함한 조직 손상으로 인해 발생한다. 이러한 신경 손상으로 인한 신경병성 통증은 완전히 해소되거나 혹은 만성화될 수 있다.

신체의 층은 피부에서 뼈까지 외과적 절개에 의해 영향을 받으며, 각 층의 교차와 상호 의존은 기능적 분리를 불가능하게 한다. 피부는 항상성을 유지하는 데 중요한 보호 장벽 역할을 하며, 그것은 통증이나 움직임 및 온도에 대한 감각 수용체로 작용하는데, 절개를 통해 몸이 외부 환경에 노출되면 감염 위험이 커진다.

근막의 여러 기능과 상호 연결성으로 인해 수술 절개의 효과는 전신에 광범위한 영향을 미칠 수 있고, 혈액 및 림프관, 신경, 면역 세포 및 새로운 조직 형성 세포의 외과적 차단은 흉터 형성 및 치유에 다면적인 영향을 미친다.

림프계는 체액 관리에 필수적인 수송 시스템이며, 면역계의 필수적인 부분이다. 수술은 림프계를 방해하고 손상시킬 뿐만 아니라 혈관을 양분하거나 림프절을 제거해 림프부종의 위험을 증가시킬 수 있다. 수술이나 방사선 분야의 흉터를 가로질러 림프관 경로가 재설정되지 않는다.[19] 억제된 림프 흐름은 박테리아 성장[20] 및 감염 및 국소 흉터[21]로 인한 감염에 기여할 수 있는 축적된 체액을 생성한다.

수술 후 부종은 림프 배액의 치유 단계에서 림프 마사지로 최소화할 수 있으며, 상처 부위 주변의 체액 축적을 부드럽게 감소시켜주고 부종과 섬유증을 유발하는 울혈의 활성화를 억제시켜 치유와 회복을 지원한다.[22]

신경계는 정상적인 치유에 중요하며, 신경 화학적 작용으로 상처 치유 중 신경 펩티드의 방출은 염증을 유도하고, 혈관 신생을 촉진하며, 통증과 가려움증에 기여하고, 기계적 긴장과 병태생리학적 흉터 사이의 연결을 매개할 수 있다[23]고 했는데, 이는 생리적 및 심리적 요인의 영향을 많이 받는 전신조절 기능을 하는 자율신경계의 교감신경계와 부교감신경계의 균형을 유지한다. 신경종은 수술이나 부상 후 감각 신경에 형성되는 신경 조직 흉터이며 매우 고통스러워서 집중관리의 완화의료가 필요할 수 있다.

9. 병적 흉터를 포함한 흉터 형성

수술로 인한 모든 흉터는 신체적 외상을 나타내며, 외과적 흉터를 예상하거나 수술 흉터의 결과로 정서적 외상이 발생할 가능성이 있다. 흉터의 크기와 돌출부는 외상성 반응을 결정하지 않으며, 어떤 환자들은 두려움을 느끼거나 그들이 겪었던 모든 신체적 표현에 대해 오히려 보호하려는 심리적 작용이 있다.

수술로 인한 흉터에 대한 외상적인 반응은 경증에서 외상 후 스트레스 장애(PTSD)까지 다양하다. 트라우마의 심리적 영향은 마사지 치료사의 역할뿐 아니라 적절한 의료인에게 의뢰해야 하며, 다양한 방법으로 접근해서 재활 치료를 받아야 하고, 전신에 걸친 근막의 이완 마사지에서 가장 중요하다.

급성 염증은 출혈을 멈추고 박테리아를 제어하며 일시적으로 움직임을 제한하는 데 필요한 세포를 방출함으로써 상처 치유를 시작하는 기전이지만, 통제되지 않은 염증은 섬유증의 형성에 관여하며 과도하게 섬유화된 조직이 암을 더욱 자라게 만드는 환경을 만들게 된다. 신경, 혈액, 림프관에 압력을 가해서 만들어진 해결되지 않은 만성 염증은 화학 요법, 방사선 및 심지어 국소 결합이나 기질을 경직시키며, 암세포의 활성화를 돕고, 인체를 힘들게 하는 종양의 결과다.

병태생리학적 흉터 형성은 기능을 제한하고 심미적으로 불쾌할 수 있는 비정상적인 흉터로서[24] 이 용어의 올바른 사용은 명확하고 정확한 의사소통을 위한 이해를 도와준다.

유착은 수술로 인한 장기 및(또는) 조직의 비정상적이거나 과도한 흉터로 인해 서로 유착된다. 위축성은 서로 반대의 형태로 나타나며 함몰되거나 융기되어 나타나는 불규칙적인 모양을 말하고, 딱딱한 띠를 형성한 것처럼 촉진된다. 처음에는 무감각하다가 시간이 경과하면서 찌릿한 느낌으로 느껴진다. 이러한 느낌을 환자는 전기에 감전된 듯하다고 호소한다. 관절은 구축되어서 주변의 인대나 근육 신경들이 가로지르는 흉터 또는 피부 주름으로 유동적이지 않고 상처 치유가 잘되지 않으면 조직이 조밀해져서 섬유화된다. 비후성은 흉터가 절개의 경계로 딱딱해지고 제한된 것, 켈로이드 흉터는 흉터가 커진 것을 말하며, 비후성은 융기되고 밧줄 형태로 변하고 붉어져서 절개 부위를 넘어 피부의 결합조직이 병적으로 증식해 단단한 융기를 만들고, 표피가 얇아져서 광택을 띠며, 불그스름하게 보이는 양성종양이다. 암 수술환자 중에서 방사선 치료를 하는 경우 조직이 섬유화되기에 당겨지는 느낌과 가동 범위의 제한이 함께 따른다.

유착은 수술이나 방사선 치료로 인해 흔히 발생하는 섬유성 띠로 2개 이상의 장기나 장기와 복벽이 유착되는 현상이[25]라고 했는데, 실제로 개복 수술 환자의 경우 확실하게 구분될 정도로 띠가 형성되어 있다. 복강을 수술하는 경우 복부 유착 증상은 만성 복통, 소화기 장애, 장폐색 및 여성의 불임이 포함된다. 수술 후 장폐색은 운동성 감소와 약물로 인해 정상적인 장운동이 되지 않고 느려진다. 2017년 연구에서는 최대 4일 동안 수술 직후 및 4시간마다 내장 도수(모델된 수동 요법이라고 함)를 적용했는데, 조기 개입이 '치유 표면 사이의 상대 운동'을 유지함으로써 유착을 예방하는 것으로 밝혀졌다.[26] 이러한 결과는 숙련된 치료사가 원치 않는 수술 효과를 개선하기 위한 복부 치료의 가능성을 말해준다. 통합종양마사지에서는 발반사건강법, 경락 경혈마사지, 색채치유(컬러테라피), 귀반사건강법의 적용으로 근막 유착으로 인한 불편감을 완화시키고 있다.

복강경 및 레이저 수술은 최소한의 외부 흉터에도 불구하고 깊은 연조직 손상을 유발할 수 있다. 개복 수술은 환자의 68%에서 유착을 일으키는 것으로 추정된다.[27] 이 연구에 대해 68%보다 훨씬 높은 비율로 환자들은 유착을 호소한다. 유착 용해는 유착의 외과적 방출이며 장폐색의 경우와 같이 긴급하고 필수적인 수술이 될 수 있다. 다른 것과 마찬가지로 절개, 치유 및 유착 형성 주기를 촉진할 수도 있다.[28] 마사지의 금기 사항인 심부 정맥혈전증(DVT)의 경우에는 즉각적인 의료 조치가 필요하다.

10. 유방 절제술 후의 문제와 마사지 치료사의 역할

암 환자들의 유방 절제술에 대한 반응은 깊은 슬픔과 좌절, 그에 상응하는 심리적 징후가 다양하게 표출되어 트라우마로 힘들거나, 깊은 안도감에 이르기까지 다양하다. 물리적으로도 다양한 결과가 있으며, 최적의 상태로서 일상생활에 복귀할 만큼의 노력을 하게 되는데, 제일 중요하게 외모적인 관점을 긍정적으로 수용해야 하는 부분에서 많은 갈등이 있다. 림프부종을 관리하고 흉터의 회복과 신체적인 제약이 없도록 하기 위해 노력한다.

유방 절제술 후 환자의 최대 50%가 통증 또는 관절 기능 장애를 경험한다.[29] 교육은 그들이 혼자가 아니라는 것과 고통의 많은 원인이 마사지 요법이나 심리적인 상담으로 해결할 수 있다는 것이 핵심 요소다. 치유되면서 점차적으로 조직이 팽팽해지며, 절개 흉터와 방사선으로 인한 광범위하고 깊은 화상의 경우 가슴 앞쪽이 수축되면서 뒤쪽이 늘어나기도 한다. 유방암 수술의 경우 견관절의 압통이 와서 관절이 근육 불균형으로 인해 손상된 경우 움직임 패턴이 변경될 수 있고, 어깨관절 장애 호소는 유방암 환자의 90% 이상에서 나타난다. 신경병증 및 또는 신경병증성 통증은 조밀한 연조직의 신경 압박으로 인해 발생할 수 있다. 통합종양마사지 치료사는 수술 후 심리적으로 위축되는 분야에 대해 충분히 이해하며, 합병증으로 파생되는 불편함이 최소화되도록 한다. 따라서 어깨 뒤쪽 견갑골을 싸고 있는 근육과 근막을 함께 마사지해야 하는데, 그 이유는 유방과 대칭이 되도록 위치하고 있어서 제2의 유방이 되기 때문이다.

치료를 위한 수술에서 원하지 않는 결과에는 림프부종 위험 증가, 근막 기능 장애, 유착 관절낭염, 겨드랑이 그물 증후군(코딩), 상완 및 경추 신경총 병증, 신경병증, 회전근개 기능 장애 등이 포함될 수 있다.[30] 이러한 집합적 결과를 설명하기 위해 유방 절제술 후 통증 증후군 및 상부 사분면 기능 장애와 같은 분류가 사용된다. 유방암 수술 환자의 마사지는 사분면의 수술 상태에 따라 주변 근막과 수술 형태 등을 고려해 이완 마사지를 시도한다.

11. 통합 암 치료 및 수술

수술은 외과 전문의에 의해 이루어지는데, 환자는 수술 전과 후 모두 자신의 건강에 적극적으로 참여할 수 있다. 수술 전 몸과 마음의 준비는 근력과 면역력을 최적화하는 데 중점을 두며 식이 요법, 스트레스 관리 및 순환 개선은 환자가 가능한 최상의 신체적, 정신적 건강 상태에서 수술받을 수 있도록 지원해야 한다.

수술 후 염증, 통증, 불안 및 전반적인 회복은 전신적 및 국소적 방식으로 해결할 수 있다. 자연 요법사, TCM 개업의, 마사지 요법 및 물리 요법은 부종 감소, 연조직 제한, 통증 관리 및 기능 회복에 중점을 둔 재활 치료다. 휴식과 회복을 장려하는 모든 관행은 또한 사람의 치유를 돕는 파트너다.

잘 관리된 급성 수술 통증은 지속적인 통증을 피하는 데 도움이 되며, 통증 관리를 위한 TCM 중재를 지원하는 연구가 증가하고 있다.[31]

12. 셀프마사지 교육

환자와 함께하는 시간을 가진 통합종양마사지 치료사는 환자에게 수술의 효과에 대해 해부학 및 생리학에 대한 지식을 교육할 수 있다. 암을 없애려고 노력하는 환자들에게 마사지의 이점과 자신의 현재 취약한 상태의 몸의 체형 변화에 대해 자세히 설명해주며 개선될 수 있도록 방법을 알려준다. 암에 관련된 도서나 유튜브 동영상은 환자에게 신체에서 발생한 일과 회복에 대한 의미에 대해 교육할 수 있는 실제 정보를 제공한다. 이러한 정보를 활용하면 셀프마사지를 배울 수 있는 장점이 있고, 암 종류에 따른 각기 다른 특별한 수기 기술이 필요할 수도 있다.

마사지 치료사는 치유 단계에서 적합한 휴식, 좋은 영양 및 운동의 필요성을 느끼고 실천하도록 환자의 관리를 지도할 수 있다. 흉터와 유착은 매일 실천하는 자가 마사지나 스트레칭이 회복에 도움 줄 뿐만 아니라, 스스로 치유되게 하는 교육시스템에 의해 실천되어야 한다.

02

화학 요법

1. 화학 요법의 정의

화학 요법은 전신 및 국소적으로 투여되는 세포독성 암 치료제다. 항종양제는 종양 성장을 억제하거나 중지하는 데 사용된다. 화학 요법 치료는 접촉하는 모든 세포에 영향을 미치는 단일 약물 또는 약물 조합의 비특이적 적용이다. 두 가지 이상의 약물의 시너지 효과는 다양한 세포분열 단계에서 모든 세포와 더 광범위하게 접촉해 효과를 향상시키며, 화학 요법 약물의 조합을 나타낸다. 화학 요법은 정상 세포와 달리 분열을 막는 정상적인 견제와 균형이 없는 암세포에 가장 효과적으로 작용한다. 세포 분열에 필수적인 RNA 또는 DNA를 손상시키며, 분열 능력이 없어지면 암세포가 죽는다.

2. 화학 요법의 종류

알킬화제는 다른 분자와 쉽게 결합하는 탄화수소기를 2개 이상 가지고 있는 합성화합물이다. 많은 세포성분과 반응해 정상세포 또는 악성 종양세포에 독성 반응을 일으킨다. 확실한 작용기전은 분명하지 않지만, 그 중요한 생물학적 효과는 핵의 DNA와 상호작용해 일어나는 것이며, 세포 분열이 억제되고 돌연변이가 나타나며, 또한 항체 형성도 억제된다. 악성 종양세포를 선택적으로 손상시키지는 않으나 종양 화학 요법제로서 사용되고 있다. 그중 대표적인 약물은 니트로겐 머스타드인데 세포주기에 비특이적이며 세포의 휴지기에서 가장 활동적이다. 그 외에 사이클로 포스파미드, 시스플라틴 및 카보플라틴 등이 있다.

탁산(taxane)이라는 약제는 세포 내 소기관인 미세소관에 작용해 세포 분열을 억제함으로써 암세포 성장을 억제하고, 세포 유사분열 시 염색체가 이동하는 미세관을 방해해 암세포를 죽인다. 세포 분열 억제제 및 항미세관 억제제의 일종이며 유방암, 난소암, 비소세포 폐암 등 여러 종류의 암 치료에 쓰이는 약제다. 파클리탁셀은 유사분열 또는 M기의 세포 분열에 영향을 미치며, 빈블라스틴은 세포의 두 번째 성장기에 영향을 준다. 항대사물질은 세포주기에 따라 다르며 DNA 복제에 영향을 미치므로 암세포가 분열할 수 없는데, 그 예로는 위암에 사용되는 약물로 플루오로우라실과 백혈병에 복용하는 메토트렉세이트가 있다. 도세탁셀 치료는 특정 유형의 암 환자의 생존 시간을 증가시킨다. 일부 임상 실험에서는 중앙 생존 기간이 약 3개월 정도 증가한 것으로 나타났으나, 생존 기간의 범위는 넓다. 많은 사람이 도세탁셀 치료로 5년 이상 생존하지만, 이러한 발견이 도세탁셀 치료에 직접적으로 기인한다고 보기는 어렵다. 향상된 중앙 생존 시간과 반응은 도세탁셀이 전이성 암 진행을 늦추고, 무병 생존으로 이어질 수 있음을 나타낸다. 프레드니손의 치료인 도세탁셀 병용 요법은 미톡산트론 치료에 비해 생존율 향상은 물론 삶의 질 향상, 통증 감소로 이어지는 것으로 나타났다.

도세탁셀의 존재는 유사분열을 억제할 뿐만 아니라, 종양 단백질 Bcl-2의 인산화를 유도하는 것으로 밝혀졌으며, 이는 이전에 세포 사멸 유도 메커니즘을 차단했던 암세포의 세포 사멸을 유도해 종양 퇴행을 초래한다. 도세탁셀과 병용하면 방사선 치료의 효과가 향상되는 것이 생쥐에서 관찰됐다.[32]

3. 화학 요법을 시행하는 방법

화학 요법의 투여 경로는 약물의 종류, 치료 목표, 암의 종류 및 위치에 따라 다르고, 각 프로세스에는 필연적으로 좋은 점과 위험이 따른다. 화학 요법의 부작용은 약물의 2차 효과뿐만 아니라 투여 방식의 결과로 발생할 수 있다.

4. 화학 요법 투여 방식

(1) 척수 강내

철저하게 무균술을 유지하면서 시행되는 지주막하 주사로서 뇌 또는 척수의 암에 사용되고, 화학 요법 약물이 잘 투입되는지 확인하며 척수액이 계속 새어 나오는지 주의 깊게 관찰하고, 국소마취 약물에 의해 소양감, 피부발진, 팽윤 등 과민반응이 생기는지 관찰한다. 오마야리 저버 삽입 후에 상처가 완전하게 아물 때까지 정기적으로 소독해준다. 주사 부위에 통증이 올 수 있으며, 혈관 외 유출(주위 조직으로 약물 누출)은 심각한 조직 손상을 일으킬 수 있다.

(2) 정맥

바늘 주사를 손등이나 팔 등 신체의 정맥 혈관에 삽입해 투여받는 방법이며, 환자의 혈관이 약할 때 큰 정맥에 카테터를 삽입해서 장기간 사용을 권장하게 된다. 때로는 항암제 포트를 삽입해서 항암제를 투여한다. Port-a-Cat[33]는 동전 크기의 기구를 피부 아래에 이식해 채혈하고 약물을 투여하는 데 사용한다. 정맥으로 유도되는 카테터에 부착되며, 혈전 위험도 있고 어깨와 목 근육의 불편한 범위로 움직임이 제한된다. 주변 삽입형 중심 카테터는 상완의 상대정맥에 삽입되며, 혈액의 샘플을 채취하는 데 사용된다.

옷을 입을 때 많이 불편하고, 혈전 위험이 있으며, 일상생활과 목욕, 샤워, 수영에 제한이 있다. 화학 요법은 국소 피부 자극을 유발할 수 있고, 약물의 독성 때문에 당기는 통증이 발생할 수도 있으므로 수기 치료를 받을 때 주의해야 한다.

(3) 경구

입으로 알약이나 캡슐 형태의 약물을 복용하는 방법으로 항암제를 복용하면 위나 위장관을 통해 흡수되어 혈중으로 들어가며, 주사용 항암제만큼 효과를 보인다. 입원하지 않고 외래에서 간편하게 받아서 복용할 수 있다는 장점이 있다. 속발성 또는 약의 유효한 성분이 천천히 방출되는 서방성 알약, 정제, 캡슐, 액체로서 자가 관리가 가능하지만, 투여 후 부작용이 발생하면 임의로 중단하지 말고 주치의와 우선적으로 상담해야 한다. 화학 요법의 빠른 투여로서 복강, 방광, 흉부에 직접 전달된다.

5. 화학 요법의 잠재적인 부작용을 완화시키는 마사지

현재 국내에는 종양마사지를 시술하는 병원이 없는 관계로, 미국 내에서 암 마사지에 활용하고 있는 월튼 압력계(Walton Pressure Scale)의 총 5단계 마사지 기술을 적용해 설명함을 밝혀둔다. 마사지할 때 사용되는 압력을 말하며, 월튼 압력계를 사용해서 측정하고 압력, 부위, 위치, 지속시간 등을 고려해 마사지 요법을 적용하는 원리다.

항암 후에 부작용과 혈전이 발생하면 즉각적인 의료 조치가 필요하다. 증상에는 열, 발적, 조직에 통증이 있으며, 갑작스러운 숨 가쁨과 가슴 통증으로 나타나는 폐색전증의 마사지 치료는 의사의 처방이 꼭 필요하다. 혈전이 해결될 때까지 혈전 부위의 압력이 혈전을 제거할 수 있기 때문에 마사지는 금기다. 따라서 국소적인 작열감, 피부 변색, 통증, 수포 및 괴사가 포함되고, 저리거나 쑤시는 듯한 통증을 동반한다. 주사 부위를 둘러싼 조직으로 누출되는 화학 요법의 혈관 외 유출은 자극제 또는 수포제로 작용할 수 있고, 자극 징후에는 주사 부위 또는 정맥을 따라 나타나는 압통, 온기, 발적 및 가려움증이 있다. 발포제인 베시캔츠(Vesicants)는 처음에는 자극성 반응처럼 보일 수 있지만 주사 후 12시간까지 악화된다. 발적, 물집 및 조직 괴사가 발생할 수 있으며 의료 후속 조치가 필요하다. 화학 요법 부작용의 유형, 강도 및 기간은 개별 약물, 투여량 및 치료 기간에 따라 다르다[34]는 연구에 비춰 보면, 같은 환자라도 항암 치료 후 부작용은 매번 다르다. 기존의 의학적 상태, 연령 및 허약함과 같은 요인은 화학 요법이 처방될 때 달라진다. 발포제는 말초혈관을 통해 직접 주입하지 않고 지속적으로 사용할 때는 중심 정맥을 이용하며, 피하조직으로 새어 나갔을 경우 세포손상이나 조직파괴가 될 수 있다.

6. 화학 요법의 부작용과 마사지 요법의 의미

암 치료를 진행하는 중에 불안과 우울증을 개선하는 것은 마사지 요법의 범위를 벗어나서 심리적으로 위로를 줄 수 있으며, 환자와의 피드

백 역시 마사지를 진행할 때 매우 중요하다. 월튼 압력계(Walton Pressure Scale)의 1-2단계로서 부교감신경 반응을 이끌어 특정 부분 제한이 없으며, 편안함을 유지해주는 마사지의 압력이다. 집중적인 호흡에 관해 설명해주며, 환자의 몸이 충분히 이완됨을 느끼게 한다. 암성 피로는 화학 요법의 흔한 부작용 중 하나이며, 보통 사람이 느끼는 피로 그 이상이어서 치료가 완료된 후에도 오랫동안 계속되는 피로로 인해 특히 면역력과 신진대사의 저하를 호소하게 된다.

항암 받는 환자들은 근육통(근육통)과 관절(관절통), 두통, 복통 및 신경병증성 통증까지 복합 부작용으로 나타날 수 있다.[35] 약물 섭취 과정에는 복용 중인 진통제에 대한 정보가 포함되어야 하는데, 이러한 약물의 부작용을 아는 것은 마사지가 환자의 현재 증상을 치료하고, 약물의 효과를 고려하도록 하는 데 필수적이다. 월튼 압력계(Walton Pressure Scale) 1-2단계는 통증이 있는 부위에서 부드럽게 잡아주는 것만으로도 견딜 수 있다. 통증의 원인과 환자의 통증 경험을 이해할 수 있도록 과정을 자세히 설명해야 한다.

심장과 혈관 손상은 화학 요법의 일시적 또는 장기적 결과일 수 있고, 고혈압(hypertension), 혈전증 및 심근 경색이 포함될 수 있다.[36] 또한 그 증상은 모든 심장 질환에 공통적이며, 피로, 쇠약, 숨 가쁨 및 사지 부종을 포함한다. 진정 효과를 위한 월튼 압력계 1-2단계로 진행하며, 편안함을 위한 자세, 호흡을 쉽게 할 수 있도록 앙와위[37]가 필요할 수 있고, 이때 흉식으로 하는 호흡을 도와주기 위해 흉근 마사지가 필요하다. 환자가 매우 피곤하면 치료 시간을 단축하고, 혹시 부종이 있다면 팔과 다리를 들어 올리고 털어주는 모관운동을 실천해 정맥피의 순환을 도와줘야 한다.

화학 요법은 골수 억제(골수 억제)를 유발해 적혈구 및 혈소판 형성의 후속 감소를 유발하고, 전신 효과는 혈구 수가 정상화될 때까지 지속되어 심각한 결과를 초래할 수 있다.

적혈구는 몸 전체에 산소를 운반하는데, 빈혈일 경우 숨 가쁨, 창백한 피부, 손과 발의 부종을 유발할 수 있다. 몸의 피로를 방지하고 호흡 곤란을 겪는다면 가장 편안한 자세를 유지해주며, 부종을 줄이기 위한 부드러운 마사지로 림프 흐름과 림프절을 수술로 제거하거나 방사선에 영향을 받는 것을 완화시켜줘야 한다. 부종을 완화시키려면 발과 다리를 심장보다 높게 유지해주며, 하지 전반에 걸쳐서 스트레칭 정맥 마사지를 해준다.

백혈구는 감염과 싸우는 역할을 하는데, 백혈구 감소증은 발열, 감염 및 면역 저하를 유발할 수 있다. 수치가 정상 범위 내로 돌아올 때까지 추가 항암 요법 치료를 제한할 수 있다. 항생제가 처방될 수 있으며, 호중구 감소증을 중화하기 위해 집락 자극 인자라고 하는 백혈구 성장 인자를 주사할 수 있다. 이 약물은 일반적으로 마사지로 치료할 수 있는 전형적인 근육통과 혼동되어서는 안 되는데, 깊은 뼈 및 근육통과 관련이 있다. 위험할 정도로 낮은 백혈구 수치는 입원이 필요하다.

혈소판 감소증 치료에 자주 사용되는 코르티코스테로이드는 면역 저하, 기분과 수면에 영향, 사지의 따끔거림 및 부종, 두통, 현기증 및 체중 증가를 포함하는 부작용이 있다. 마사지 요법은 이러한 반응 중 일부를 관리하는 데 효과적일 수 있지만, 약물을 계속 복용하면 부작용이 다시 나타난다. 마사지 고려 사항은 월튼 압력계 1-2단계로 진정 효과를 촉진하고, 주사를 주입해야 할 경우에는 멍을 예방해야 하며, 편안함을 위한 자세로 하고, 코피가 자주 나는 경우 앙와위가 필요할 수 있다. 내부 출혈은 즉각적인 치료가 필요하고, 징후와 증상에는 쇠약, 현기증, 숨 가쁨 및 저혈압이 포함된다.

메스꺼움 및 구토는 소화관 내막(GI 점막염)에 대한 화학 요법 약물 반응이다. 이 두 가지 반응은 모두 급성일 수 있다. 다음 화학 요법 치료를 기다리는 동안 환자가 느끼는 만성적이거나 예상되는 두려움, 긴장으로 인해 오심, 구토, 창백함, 발한 및 심박수가 증가할 수 있다.

화학 요법으로 인한 위장(GI) 효과는 치료 요법 중이나 완료 후 수년 동안 발생할 수 있다. 설사는 염증으로 인한 것이며, 급한 경우 내벽 점막의 궤양이 생길 수 있고, 변비는 메스꺼움과 구토를 관리하는 데 사용되는 항구토제로 인해 발생한다. 또한 경련은 자율 신경병증으로 인해 발생할 수 있다. 변비가 있다면 복부 마사지를 진행하고, 배꼽 위에서 진통이 오면 위장관의 순환 문제이므로, 반사 요법과 함께 사관 마사지 또는 수술 후 흉터 재생이 6개월이 지난 시점에서 시행할 수 있다.

심한 메스꺼움에는 비교적 가벼운 마사지로 진행하고, 부위에 특별한 제한은 없으나 만졌을 때 메스꺼움이 심해져서 힘이 들면 반사 요법 중심으로 치료하는 것이 바람직할 수 있다. 메스꺼움을 관리하기 위해 상체를 높게 해 앙와위를 하고 환자가 토했을 경우 안전을 위해 이 액체와 접촉하지 않는다.

수술 후 다양한 폐경 증상은 화학 요법, 호르몬 요법 및 난소 제거 수술로 인해 발생할 수 있다. 변동하는 호르몬 수치로 인한 일반적인 갱년기 증상에는 안면 홍조, 기분 변화, 체중 증가, 우울증 및 낮은 에스트로겐과 관련된 골다공증이 있다. 호르몬 요법으로 인해 파마한 것처럼 웨이브가 있는 머릿결과 속눈썹으로 변하는 경우가 발생한다. 전립선암에 대한 호르몬 요법을 받는 남성도 길고 곱슬거리는 속눈썹을 경험할 수 있다. 마사지는 월튼 압력계 1-2단계로 진행하며, 골다공증이 왔다면 뼈가 부서지기 쉬우므로 부드럽게 시술해야 한다. 또한 방이 너무 덥지 않도록 해서 온도 조절에 민감한 환자의 편안함을 유지해줘야 한다.

화학 요법으로 약화된 뼈로 인해서 골절 위험이 증가하므로 일부 약물과 원발성 또는 전이성 골암도 마사지 치료에 주의해야 한다. 골다공증이 있는 경우 뼈 취약성이 증가하며 부드럽게 잡아주는 것이 유일하고 안전한 압력일 수 있다.

종양이나 골절이 있는 부위는 제한해야 하고, 편안한 자세를 취하며, 연약한 뼈에 압력이 가해지지 않도록 한다.

암 관련 인지 장애는 화학 요법의 신경독성 효과로 인해 발생한다. 집중이 어려워서 단어 찾기가 어렵거나 화학적인 안개로 인해 머리가 흐릿해지고 기억이 나지 않아서 대화에 문제가 발생한다. 마사지 치료사는 징후와 증상에 주의를 기울여야 하며, 그에 따라 의사소통을 조정해야 한다.

마사지를 시행할 때는 편안함을 위한 자세여야 하고, 명확한 의사소통, 인내심, 반복되는 정보는 종종 '화학 요법의 뇌'로 인해 매우 좌절하고, 심지어 당황하기까지 하는 사람들에게 특히 중요하다.

화학 요법으로 인한 말초 신경병증은 신경 손상을 자주 일으키는데, 심할 경우 말초 신경병증(CIPN, Chemotherapy-induced peripheral neuropathy)은 지속적인 화학 요법 치료를 제한할 수 있다. CLPN에 보고된 비율은 화학 요법 치료 완료 후 1개월, 3개월 및 6개월에 각각 68%, 60% 및 30%로 추정된다.[38] 현재 입증된 예방 또는 치료 전략은 없다.[39]

CIPN의 평가는 평가 척도와 신경전도 테스트를 사용해 이루어진다. 일곱 가지 다른 CIPN 테스트에 대한 검토에서는 신경병증의 변화와 치료에 필요한 동시 변화를 모니터링하기 위한 표준화된 평가 도구가 필요하다.[40] 총 신경병증 점수(TNS)는 단순성을 위해 권장된다.

- 1등급(경증)
- 2등급(중등도 : 일상생활의 도구적 활동 제한)
- 3등급(심각 : 자가 관리 ADL 제한)
- 4등급(평생 - 위협적인 결과)[41]

암 치료를 받는 사람들은 종종 여러 부작용을 정상으로 생각한다. 마사지 치료사는 치료 효과를 측정하기 위한 기준선을 만들기 위해 환자의 신경병증에 대해 구체적으로 질문할 수 있다. 또 통합 치료로 신경병증을 관리할 수 있는 방법에 대해 환자를 교육할 수 있는 기회다. 우

둔한 감각, 운동 및 자율 신경병증 효과는 신체 기능과 삶의 질에 영향을 미친다.[42]

마사지가 CIPN에 도움이 되는 것에 대한 2011년 사례 보고서에 따르면 따끔거림, 무감각 및 통증의 해소와 함께 환자의 표면 온도가 상승했다. 이것이 순환계의 변화로 인한 것인지 여부를 평가하기 위한 추가 연구가 필요하다.[43]

마사지와 CIPN 재활과 관련된 2016년의 연구에 따르면, 62명의 참가자 중 66%가 CIPN 증상이 진행되지 않았거나 두 번의 마사지 요법 중재 후에 해결됐다고 보고했다. 손과 발의 무감각과 따끔거림, 관절통, 근육 경련 및 보행 곤란과 같은 CIPN 증상의 개선은 삶의 질을 향상시키는 엄청난 잠재력을 가지고 있다.[44]

2019년 파일럿 연구에서 화학 요법을 주입하기 전에 마사지 요법의 효과를 조사했다. 말초 신경병증성 통증 및 삶의 질(QOL)은 기준선에서 평가한 다음 4, 8, 12 및 16주 차에 평가했다. 신경전도 연구도 연구 시작 및 12주 차에 기록했다. 이 연구는 마사지가 시간이 지남에 따라 CIPN을 예방하고 QOL을 개선하는 데 도움이 될 수 있으며, 유익한 신경전도 연구 결과를 보여주었다고 제안했다.[45]

이러한 여러 연구를 통한 말초 신경병증의 마사지 효과 결과들이 있음에도 불구하고, 한국은 아직 선례가 거의 없을 뿐만 아니라 전문 통합종양마사지를 의료제도권 안에서 실시할 수 없다.

감각 신경병증에는 열, 냉기 및 촉각에 대한 인식 증가 또는 감소가 포함된다. 따라서 심부층 건막의 손상도 발생할 수 있다. 이 프레젠테

이션은 또한 손과 발의 무감각, 따끔거림 및 작열감을 포함한다. 마사지 고려 사항은 신경병증 부위의 월튼 압력계(Walton Pressure Scale) 1-2단계이며, 환자는 감각 감소로 인해 자신이 느끼는 것을 정확하게 보고하지 못할 수 있다. 감각이 저하된 부위는 현장 주의 사항이 적용된다. 편안함과 안전을 위한 위치에 있어야 하며, 체온에 대한 인식이 떨어지므로 온찜질과 냉찜질은 피한다.

말단부위의 쇠약, 보행 및 균형 변화, 손상된 미세 움직임은 운동 쇠약의 전형적인 예로서 발가락 10개의 힘이 비활성화되어 불균형을 초래해서 넘어질 위험이 커질 수 있다.

환자의 신체적 능력의 변화를 인식해 편안함과 안전을 위한 위치에 부드럽게 반복적으로 하는 마사지는 근육 경련을 줄일 수 있다. 근육 긴장은 신경병증과 관련된 경련의 결과일 수 있다. 화학 요법 약물의 신경독성에 의해 자율신경계가 영향을 받아서 체온, 심박수, 소화, 배뇨 및 배변이 세포독성 치료 중, 혹은 나중에도 조절 장애를 일으킬 수 있다.

환자가 테이블에 오르거나 내리면서 안전을 확보하고, 지나치게 덥거나 춥다면 실내 온도관리를 해주며 화장실에 쉽게 접근할 수 있어야 한다. 모자, 장갑, 두꺼운 양말은 일반적으로 환자가 차가워지지 않도록 하는 데 사용되지만, 항암을 진행할 때는 순환을 제한하기 위해 신경병증을 유발하는 동안에 콜드캡이나 냉동 양말, 장갑 등을 착용한다. 감기 치료에 사용되는 냉동 요법은 혈관을 수축시켜 신경병증과 탈모의 원치 않는 부작용을 제한한다. 구강 냉동 요법은 구강 궤양의 발생을 제한하기 위해 화학 요법을 받는 동안 입안에 얼음 조각을 사용한다.

트레시 월튼(Tracy Walton)의 2018년 2월 블로그 게시물[46]은 이러한 온도에 대한 작업들이 마사지에 영향이 있는지, 마사지가 혈액순환을 증가시킬 수 있다면 마사지가 얼어붙은 장갑과 양말의 안전 메커니즘에 역행할 수 있는지에 대한 질문을 제기했는데, 증거에 기반한 확실성을 가지고 팔과 다리를 마사지를 진행할 때는 서서히 부드럽고 유연하게 해야 하는 것이 중요하다.

신경병성 통증은 통상적으로 통증을 유발하지 않는 자극으로 인한 이질통 및 통각과민(통상적으로 통증을 유발하는 자극으로 인한 과장된 통증 반응)은 말초 또는 중추 신경계에 대한 화학 요법의 신경독성 효과로 인해 발생할 수 있다. 통증은 종종 찌르거나 타는 것으로 설명되며, 지속적인 통증은 우울증과 관련이 있다.[47]

마사지는 월튼 압력계(Walton Pressure Scale) 1-2단계가 허용되며, 신경병증성 통증이 있는 환자는 자신의 상태를 더 잘 이해하기 위해 주의 깊게 관찰해야 한다. 환부에 무거운 담요 등의 무게를 가하는 것을 피한다. 환자들 대부분은 발가락 끝이 화끈거린다고 표현하는데, 발가락의 변형이 심한 환자일수록 증상이 심했다. 말초신경의 시리고 저린 감각들은 발가락 끝의 무의식 신경을 환자 자신의 스트레칭을 통해서 되살려주면 호전된다.

피부, 머리카락 및 손톱과 탈모는 전신에 영향을 줄 수 있어서 탈모는 화학 요법을 받는 사람의 독특한 특징이며, 탈모가 시작되면 환자들은 심리적인 위축으로 인해 더 힘들어진다. 많은 사람이 뭉친 머리카락이 빠지기 전에 머리를 제모하는 의식에 대해서 선행한 환자와 대화한다. 손과 발의 표면의 건조, 가려움, 벗겨짐, 마비 및 따끔거림은 물건을 들고 걷기를 포함한 일상생활 활동을 방해할 수 있다. 런닝이나 라켓 스포츠와 같이 손바닥 표면에 열이나 마찰을 증가시키는 것은 모두 피해야 한다.[48]

03

방사선 요법

　방사선 치료란 높은 에너지를 발생시키는 장치에서 나오는 방사선이나 방사성 동위원소를 이용해 암세포에 방사선을 조사해 암세포를 죽이고, 주변으로 암세포가 증식하는 것을 막아내며, 성장을 멈추게 하는 암 치료 방법의 하나다. 대부분 국소적으로 방사선을 조사해 정상 세포를 최소화하는 것이 원칙이고, 암세포를 파괴하는 것을 목표로 한다. 방사선을 조사하고 나면 며칠 또는 몇 주가 지나야 효과가 나타나기 시작한다. 방사선이 몸에 나쁜 영향을 미친다고 생각해서 두려워하는데, 사실 방사선은 주위 어디에나 산재하고 있다. 방사선 에너지는 태양, 땅, 콘크리트벽, 음식물에서도 발생되는데 이는 자연 방사선이고, 의학적으로 효과를 내는 방사선은 인공으로 만들어진 조작된 방사선이다.

　방사선(radiation)이란 원자핵에서 나오는 특정한 빛(에너지)으로 눈에 보이지 않고, 냄새도 없으며 몸에 와닿는 느낌도 전혀 느낄 수 없는 미세한 입자다. 대표적인 방사선으로는 알파선, 베타선, 감마선 등이 있고, 이 중에서도 방사선 치료에 주로 사용되는 방사선은 X-선, 감마선, 중성자선, 양성자선 등이 있다.

인공적인 조작에 의해 만들어진 방사선을 '인공 방사선'이라고 부른다. 치료 및 진단에 쓰인 X-선 장치, 원자력발전소, 교량이나 철근 구조물 안전 진단에 쓰이는 장치, TV, 컴퓨터 모니터, 전자레인지 등에서 전자파라는 아주 미약한 방사선이 나온다. 이러한 방사선들이 우리 몸에 안 좋은 영향을 미칠 수 있지만, 완전히 피할 수는 없으며, 우리 생활의 일부라고 할 수 있다.[49]

따라서 방사선 치료를 받으면 마사지 요법이 제공되는 방식에 따라서 상당한 영향을 미치고 광범위한 깊이 있는 반응이 발생한다. 의사가 환자에게 필요한 종양마사지 적응에 대해 완전히 이해하고 교육할 수 있으려면 방사선 치료 유형, 투여 및 환자 전체에 대한 영향, 특히 연조직에 대한 사항을 숙지해야 한다.

1. 방사선 요법의 특징

암세포를 죽이는 것이 방사선 치료의 유일한 목표이며, 방사선 요법은 치료 및 완화 목적으로 사용되는 암 치료의 표준이다. 다양한 암을 치료하는 데 사용되는 방사선 요법은 일부 전신 적용을 제외하고는 일반적으로 국소 치료다. 단독으로 사용하거나 수술 및 화학 요법과 같은 다른 중재와 함께 사용된다. 일부 화학 요법 약물은 방사선의 영향을 증가시키는 방사선 과민제다.[50] 이처럼 강화된 효과는 암 치료 결과에 긍정적으로 기여하기도 하지만, 원치 않는 부작용을 일으킬 수도 있다. 암의 종류와 방사선의 반응 정도에 따라 치료 기간과 방사선량이 다르다. 일반적으로 부작용의 빈도는 항암보다 약하며, 치료 과정에서 생기는 것보다 치료가 끝난 후 수개월에서 수년 후에 생기는 경우가 많다. 암 진단을 받은 사람의 약 55%가 방사선 치료를 받는다.[51]

최근에는 효과가 좋고 부작용이 적은 토모 치료나 양성자 치료 등이 개발되어 암 환자들이 치료받고 있다. 토모 치료는 4세대 고정밀 방사선 치료 장비로 360도로 회전하며, 나선형으로 방사선 강도를 조정해서 주변 정상 조직에 부작용 없이 종양 부위에 최대한의 방사선 조사가 가능하다는 장점이 있다. 고주파 및 고에너지 엑스레이, 감마선, 전자빔 또는 양성자는 DNA를 손상시킨다. 방사선의 직접적인 영향은 DNA에 작은 손상을 일으키고, 암세포가 증식하고 분열하는 것을 멈추게 해서 세포 사멸(apoptosis)을 초래한다.[52]

완치를 목적으로 시행되는 근치적 방사선 치료는 치료 기간이 장기간 소요되고, 종양이 비교적 국소적인 상태에 머물러 있으며, 전이가 없거나, 전이가 있어도 원발 병소에 인접해 있을 때는 근치적 방사선 치료가 암의 완치를 위해 단독으로 혹은 주된 치료 방법으로 사용될 수 있다. 종양의 완전 절제가 불가능하거나 해부학적 위치 등 기타 이유로 수술 요법에서 전이가 의심스러울 때는 수술 후에 방사선 치료를 하기도 한다. 또 다른 암 치료 방법으로서 수술, 항암 화학 요법 등이 시행되기 전 또는 후에 보조적 치료로 사용되기도 한다.

작은 종양은 주변 조직에 덜 침습적인 수술이 필요하므로, 가능성의 위험을 줄이고 회복 시간을 개선하며, 보조 요법으로서 암의 재발 가능성을 줄이기 위해 종양 부위에 국소적으로 남아 있는 암세포를 제거하는 것이 방사선이다. 1차 방사선 요법은 방사선 요법이 암을 근절하거나 조절하기 위해 제공되는 유일한 치료법일 때 사용되는 용어이며, 수술 전 방사선 요법은 수술 전에 종양을 축소하는 데 사용된다. 다른 부위로 전이될 가능성이 큰 암을 치료할 때는 예방적 방사선 치료를 시행한다. 예방적 두개골 조사(PCI)는 뇌로의 전이 징후가 나타나기 전에 사용되어 3년 생존율을 높인다.[53] 이러한 긍정적인 결과는 가능한 쇠약하게 하는 신경독성 부작용과 비교해야 한다. 암이 발견된 당시 상당히 진행됐거나 원격 전이를 동반해서 완치의 가능성이 없는 환자의 경우 병리적 골절이나 뇌·척추·상대정맥 등 주요 기관에서 나타나는 압박·혈관 폐쇄와 같은 증상을 예방하거나 완화시키기 위한 목적으로 방사선 치료를 할 수 있다.

이런 완화적 치료의 반응은 암의 종류와 환자의 상태에 따라 차이가 있을 수 있으나 환자의 약 70~80% 정도는 증상 완화 효과를 볼 수 있다. 완화 방사선은 더 이상 치료가 불가능할 때의 치료 방법이며, 방사선으로 종양 크기를 줄이면 통증, 삼키기 또는 호흡 곤란, 장 폐색을 완화하고, 척수 압박을 최소화할 수 있다.

2. 방사선 치료 방법

방사선의 전달 방법에 따라서 근접 방사선 치료와 외부 방사선 치료로 나눌 수 있다. 외부 방사선 치료는 정위적 방사선 치료, 세기 조절 방사선 치료, 호흡 연동 방사선 치료, 영상 유도 방사선 치료, 3차원 입체 조형 방사선 치료, 토모 치료, 사이버 나이프 등과 같은 특수치료 기기를 이용한 치료도 소개되고 있다.

방사선 치료는 암의 종류, 종양의 크기와 위치, 전반적인 건강 상태, 그리고 시행됐거나 시행될 기타 암 치료 유형 등 여러 요인에 의해 결정된다.[54] 방사선 치료 과정은 Gray(Gy) 단위로 측정되는 분수라고 하는 더 작은 선량으로 나뉜다. 분획은 건강한 세포에 대해서는 영향을 최소화하고, 치료 사이에 회복 시간을 허용하면서 암세포에 최대의 영향을 허용한다.[55] 마사지 치료사는 환자가 받는 방사선의 영향을 받을 위험이 없으며, 일반적인 방사선 일정은 5~8주 동안 주 5일이다. 방사선 치료의 범위는 치료받아야 하는 전체 면적을 나타내며, 일반적으로 퍼졌을 수 있는 모든 세포를 죽이기 위해 종양 부위보다 훨씬 확장된 영역에 방사선을 조사한다.

방사선 요법은 종양 또는 치료 부위에 맞게 형성되며, 기존의 2차원 방사선 요법에서 건강한 조직 손상으로 인해 발생하는 원치 않는 부작용을 최소화하면서 원하는 세포 파괴 효과를 극대화한다.[56]

비호지킨 림프종의 경우 외부 방사선 치료인 맨틀 필드 방사선 요법은 다발성 림프절 군집을 대상으로 하며, 방광 및 생식 기관(서혜부 결절), 중요한 소화 기관(후복막 군집) 및 필수 소화 기관에 원치 않는 손상을 초래할 수 있다.

영상 유도 방사선 치료(IGRT)는 환자가 치료받을 때 움직일 가능성이 있는 부위에 사용되는데, 숨을 쉴 때마다 변하는 폐종양이 그 예다. 치료 전, 치료 중, 치료 후에 영상을 촬영하면 빔 방향의 정확성으로 건강한 조직을 크게 정밀 촬영할 수 있다.

표준 외부 빔 방사선 요법은 가장 일반적으로 적용되는 방사선 유형이다. 선형 가속기는 치료받는 신체 부위에 에너지 빔을 전달하고, 낮은 일일 복용량(분획)은 몇 주에 걸쳐 제공된다. 방사선 빔은 빔이 종양에서 서로 교차하는 곳에 더 높은 선량을 전달해 여러 각도에서 종양을 치료한다. 정위 방사선 수술(SRS)은 신체 내부의 표적을 찾아서 절제, 병변, 주사 및 자극과 같은 절차를 위해 고선량 방사선을 보내는 3D 조정 시스템을 사용하는 최소의 침습 절차다. 뇌와 척수의 원발성 종양 또는 전이를 다룬다. 감마나이프와 사이버나이프는 주의 깊게 표적화된 방사선을 고용량으로 제공하는 두 가지 유형의 기계이며, 건강한 조직은 치료 중에 상당 부분 보존된다.

비호지킨 림프종에 대한 맨틀 필드 방사선 요법은 모든 주요 림프절 클러스터를 대상으로 하며, 마사지 치료사는 3차원 인식을 사용해 어떤 기본 구조가 방사선에 의해 영향을 받았는지 고려할 수 있다. 종양과 그 주변은 서로 다른 강도의 방사선을 받고 광선의 방향은 종양의

모양과 일치해 방사선의 영향으로부터 건강한 조직을 보호한다.[57]

정위적 절제 방사선 요법(SABR)이라고도 하는 정위적 신체 방사선 요법(SBRT)은 췌장, 폐, 간 및 척추에 있는 종양 같이 도달하기 어려운 종양에 대해 몇 번의 세션으로 높은 선량의 방사선을 적용한다. 다중 빔을 사용하면 방사선이 통과하는 조직에서 방사선을 낮게 유지하면서 빔이 종양 부위에 수렴되는 곳에 높은 선량을 전달하게 된다.

미리 정해진 거리에서 양성자 빔 에너지를 방출한 다음 중지하는 양성자 치료를 한다. 집중 치료는 X-선 방사선보다 주변 조직에 대한 손상이 적다.

전신 방사선 조사(TBI)는 줄기세포 또는 골수 이식을 위한 신체를 준비한다. 화학 요법은 림프종, 백혈병 및 골수종을 TBI를 사용해 근절할 수 있다. 이식 기증 세포의 거부 반응을 방지하기 위해 전체 면역체계가 억제된다.[58]

외부 빔 방사선 치료는 통증이 없고 보이지는 않지만, 장기간에 걸쳐 동일하게 나누는 일련의 선량을 조사한다. 암세포에 주는 치사 효과는 높으며 정상 세포에 대한 독성 효과는 낮다.

전뇌 방사선 요법(WBRT)은 정위 방사선 신체 요법으로 치료할 대상이 아닌 비소세포폐암(NSCLC, Non-small cell lung cancer) 환자의 다발성 뇌 전이(BM)에 대한 표준 치료법이다. 저산소증은 저산소증 유도 인자(HIF)에 의해 유도된 혈관 내피 성장 인자 수용체(VEGFR)에 이차적인 화학방사선 저항성과 관련이 있다.[59]

방사선 조사 중 환자의 자세는 앞, 뒤 또는 옆으로 누워 있어야 한다. 안면 마스크, 가슴판 또는 무릎 쿠션과 같은 위치 장치를 사용해서 치료받을 때 환자가 항상 같은 위치에 있도록 할 수 있다.

방사선 치료 중 매일 같은 자세를 유지하면 근육 피로, 관절 통증 및 신경 압박 증후군이 발생할 수 있다. 유방암 및 폐암 치료 중 머리 위로 팔을 들고 있거나, 목 치료를 위해 머리를 한쪽으로 돌리는 것이 그 예인데, 마사지 요법은 이러한 불편함을 방사선 치료 후에 해결할 수 있다. 컴퓨터 단층 촬영(CT) 방사선을 받는 영역의 스캔은 방사선 종양 전문의, 물리학자, 선량 측정사 및 방사선 치료사가 치료 계획에 사용한다.

외부 빔 방사선 치료는 일반적으로 매일 수행되며, 15~30분 동안 지속된다. 어떤 사람들은 절차가 간단하고 직관적인 경험이라고 생각하며, 다른 한편의 사람들은 춥고 딱딱한 표면에 있는 것이 불편하고, 외로우며, 고립된 것 같아 매일 병원에 가는 것이 지치고 힘들다고 한다. 각 방사선 세션 동안 환자는 시뮬레이션 중에 준비된 자세를 취하며 방사선 기사가 보호 관리 구역에서 관리한다. 방사선 기술자가 환자를 보고 이야기를 들을 수 있다. 선형 가속기 방사선 기계는 치료 영역의 최대량에 접근하기 위해 환자 주위를 이동한다.

내부 방사선 치료(근접 치료)는 체내의 종자 또는 캡슐에 방사성 물질을 배치해서 특정 부위를 표적으로 하는 더 높은 방사선량을 허용하며, 수술, 화학 요법 및 외부 빔 방사선과 함께 사용할 수 있다.

카테터 또는 도포기는 질, 식도와 같은 체강 내부에 방사선원을 배치하거나 전립선암과 같은 종양에 직접 간질로 삽입하는 데 사용된다. 유

방 종양 제거 후 근접 치료도 방사선으로 종양 침대를 표적화하기 위해 사용된다.[60]

전신 방사선 요법은 방사성 요오드 또는 방사성 모노클로날 항체를 전신에 순환시켜 표적 암세포에 흡수된 후 방사선의 존재에 의해 사멸된다. 예로는 갑상선암과 전립선암이 있는데, 며칠 동안 격리가 필요하다. 모노클로날 항체는 단 하나의 항원 결정기에만 반응을 하는 순수한 항체인데, 항암제에 이 항체를 결합해서 사용하면 정상적인 세포를 손상하지 않고 치료하는 효과를 거둘 수 있다.

3. 중입자 치료

극심한 통증 없이 한 달여 만에 암을 치료하는 '꿈의 암 치료기'라는 중입자 치료는 탄소를 사용하는 치료법으로서 탄소 원자를 가속기에 넣어 빛으로 암세포를 파괴한다. 중입자 치료가 처음 개발됐을 때는 크기가 엄청나게 컸지만, 일본에서 연구해서 크기를 줄이는 실험을 하고 있다. 양성자 치료에 쓰이는 탄소는 수소보다 원자 크기가 커서 암세포를 2~3배 높게 타격할 수 있다. 에너지가 갑자기 높아지는 '브레그피크' 구간이 지나면 선량이 급격하게 떨어져 큰 타격을 주지만, 정상 세포에는 영향이 없고 부작용이 줄어든다는 것이 중입자 치료의 큰 장점이다. 중입자 치료는 방사선 치료의 일종으로 방사선이나 양성자 치료보다 부작용이 적고 효과는 큰 것으로 알려져 있다. 전립선 환자에게 적용되며 중입자 치료로 인한 장기 손상도 발견되지 않는다고 한다. 주

3~4번씩 12번의 중입자 치료로 수술이나 항암제 치료 없이 암세포 덩어리가 사라졌고, 치료 시간도 2분으로 아주 짧아서 통증 없이 암 치료를 받을 수 있다. 국제 학술지 《네이처》에서는 2014년 중입자 치료에 대해 '암 치료의 명사수'라고 일컬었다. 국내에서는 연세암병원에서 처음으로 중입자 시설을 도입해 치료했는데, 이러한 중입자 치료가 의료계에 처음 등장한 것은 1977년 미국 에너지부 산하 국립 로런스버클리연구소(LBNL)에서다. 원래 원자핵 실험으로 건설된 가속기를 이용해 중입자 치료연구가 시작됐다. 이후 무거운 중입자를 다루기 어려워서 중단됐다가 일본의 과학자들이 국립 의학 연구소(NIRS)를 세우고 1994년에 처음 중입자로 치료했다. 도시바, 히타치, 미쓰비시 등이 프로젝트에 참여했고 38,000명의 환자가 치료받게 됐다.

이어서 독일에서도 2009년에 치료가 시작됐는데, 일본 입자선 치료 추진 연구회에 자료에 따르면 중입자 치료시설을 운영하는 곳은 일본이 7곳, 독일 2곳, 오스트리아, 이탈리아, 대만이 있고, 한국은 현재 한 곳에서 운영하고 있으며, 앞으로 서울대병원(부산 기장에 27년 개원 예정)과 서울아산병원 분원(청라의료복합타운 개원 예정)에서도 중입자 치료가 도입될 예정이라고 한다.[61]

4. 일반적인 방사선 치료의 부작용

전신 방사선 조사를 제외하고 외부 빔 방사선의 영향은 치료되는 부위에 국한된다. 일부 효과는 치료 후 수일 내에 발생하는 반면, 다른 효과는 치료 완료 후 몇 주, 몇 달 또는 몇 년 동안 지속된다. 방사선 손상은 두 가지인데, 급성 손상은 보통 세포 자신의 손상에 의해 발생하며 기능의 감소나 세포의 죽음을 가져온다. 이러한 손상은 방사선 노출 후 몇 달에서 몇 년 사이에 발생하며, 보통 작은 혈관이나 연결조직과 같은 지지조직 손상의 결과다. 지연반응은 치료가 훨씬 더 어려우며, 통합종양학의 관점으로부터 정상 조직의 보호와 암세포의 파괴에 모두 역점을 두는 이상적 접근으로서 암세포를 죽음으로 극대화하는 것이다.[62]

현재의 방사선 치료는 건강한 조직을 보존하면서 암세포를 죽이는 것이 목표이지만, 2차 암이 유발될 수 있다. 손상의 깊이가 항상 보이는 것은 아니지만, 마사지 치료를 계획할 때는 반드시 고려해야 한다. 피부, 근육, 근막, 뼈, 혈액 및 림프관의 취약성은 치유 단계에 따라 압력을 가해 조심스럽게 보호해야 한다.

5. 마사지 요법 치료

방사선 치료 중과 후에 마사지 요법이 안전하고 효과적일 수 있으며, 발생할 수 있는 신체적, 정서적 변화와 여러 징후와 증상을 수행자가 동시에 해결할 수 있다. 또한 진정 효과(불안과 우울증 완화), 체액 이동(통증에 유발하는 부종 감소), 부드러운 조직 스트레칭(섬유증 감소)을 통해 불편함을 완화할 수 있다. 그리고 환자에게 안도, 안심, 적절한 의뢰 및 교육을 제공할 수 있다.

6. 특정 방사선 요법의 부작용

방사선 요법의 부작용은 치료가 완료되고 조직이 치유되면 종료되어 단기적일 수 있고, 장기적으로 수개월 또는 수년 동안 지속될 수도 있다. 이들은 광범위하고, 사람들에게 각기 다른 영향을 미치며, 경미한 경우도 있고, 건강과 삶의 질을 바꾸는 영향을 미칠 수도 있다. 피부 반응, 감염, 삼키거나 소화하기 어려움으로 인한 영양 섭취 감소가 있는 경우 등 부작용이 너무 심한 경우 방사선 치료를 연기하거나 중단해야 한다.

비 약리학적 연구 기반 중재는 통증, 피로, 피부 변화, 신경병증, 섬유증 및 방사선 치료의 다양한 효과를 관리하기 위한 점점 더 많은 옵션을 제공하고 있다. 환자 관리에 대한 협력적 접근 방식을 사용하는 마사지 치료사는 환자들을 추가로 도와주는 보완적인 관행을 추천할 수 있는 최적의 위치에 있다.

7. 안전한 치유의 마사지

불안과 우울증은 환자의 삶과 암 치료에 대처하는 방법에 영향을 미치는 심리적 및 신체적 증상(예 : 기력 상실, 슬픔, 불면증)과 함께 나타난다. 예를 들어 주도권 상실은 운동, 사교 활동, 건강한 음식 준비에 에너지를 투입할 수 있는 정도에 영향을 미칠 수 있다. 우울증이 진단의 충격과 확장된 치료 프로토콜의 결과일 뿐만 아니라, 암의 전신적 사이토카인 매개 염증 동반이환일 수도 있다는 징후가 있다.

마사지 치료사와 환자와의 치료 관계는 치료가 실습 범위 내에서 유지되도록 주의 깊게 관리되어야 한다. 통합의료 전문가에게 의뢰하면 불안/우울증의 원인(예 : 스트레스)과 결과(예 : 불면증, 과민성)의 많은 구성 요소를 해결할 수 있으며, 유망한 결과를 보이고 있다.[63] 마사지는 월튼 압력계(Walton Pressure Scale) 1-2단계로 하며, 편안함을 위한 자세로 해야 하고, 부교감신경의 반응을 관찰하며 횡격막 호흡을 권장한다. 흉근막의 유착성과 상호 관련한 근육들의 비활성화로 인해 환자는 불편함을 호소하기에 필자가 시행하는 통합종양마사지 중에서 흉근 마사지는 방사선 치료 환자의 필수 기법으로 꼽힌다. 방사선 치료가 끝난 후에도 오랫동안 시달려야 하는 지속적인 피로는 일상생활에 큰 영향을 미치며, 방사선을 포함한 모든 암 치료 중에서 가장 흔한 부작용이다.

암 치료로 인한 피로의 깊이는 거의 설명할 수 없을 정도다. 마사지 치료사는 환자의 몸에서 그것을 확실하게 볼 수 있는데, 등을 구부린 채로 구부정한 자세를 하고 있거나, 밖에 나가서 산책하기도 싫어하고, 타인과 대화하지 않고 혼자서 많은 시간을 온라인상에서 보내면서도 컴퓨터를 끌 수 없는 지루함과 나태함으로 일상을 보내고 있다. 마사지 요법은 사람들이 쉬고 회복할 수 있는 시간과 공간을 제공한다. 치유 단계의 일부로서 일시적인 염증은 출혈을 조절하는 데 도움이 되며, 방사선 치료는 항상 염증을 동반하는 조직 손상을 일으킨다. 최대 몇 주간 매일 지속되는 방사선 치료는 치유의 염증 단계를 해결할 시간 없이 규칙적인 조직 손상을 초래한다. 암 치료에서 염증은 표재성(피부)에서 폐(폐렴) 및 뇌(뇌염)와 같은 더 깊은 구조에 이르기까지 표적 부위에 영향을 미칠 수 있다. 유망한 결과를 가진 광범위한 연구는 염증 해결에 대한 가벼운 스트레칭의 영향을 평가한다. 결과는 마사지 요법이 최적의 이동성을 유지하고 통증을 관리하는 데 필수적인 역할을 할 수 있음을 시사한다.[64] 치유의 단계에 대한 지식은 안전한 마사지 치료를 제공하는 데 필수적이다. 피부의 상처가 아물 때까지 조사 부위를 제한하며, 더 깊은 조직은 계속 치유될 수 있으므로 추가 조직 손상을 방지하려면 주의가 필요하다. 마사지는 월튼 압력계(Walton Pressure Scale) 1-2단계로 한다.

방사선 치료와 림프절의 수술적 제거는 암 치료 관련 림프부종의 두 가지 주요 원인이다. 방사선 치료 후 섬유증은 잠재적으로 림프관과 림프절을 포함한 모든 연조직에 영향을 미치고, 림프 흐름의 효율성을 감소시킨다.

림프부종 평가 및 치료에는 완전(복합) 울혈 제거 요법(CDT)에 대한 고급 교육이 필요한데, 이 교육을 받지 않은 치료사는 부종이 해결되지 않는 경우 환자를 복합적 림프부종 치료 요법(CDT) 치료사에게 의뢰할 수 있다. 환자에게 징후와 증상을 교육하는 것은 자가 모니터링을 위한 도구와 기회를 제공한다. 여기에는 손가락이 부어서 반지가 더 조여지고, 손의 부종이 오를 때 주먹을 쥐기 어렵거나 몸 중 하나가 다른 쪽보다 눈에 띄게 커지는 것이 포함된다. 따라서 림프부종의 영향을 받지 않는 신체 부위에 작업하는 것이 안전하다.

미국에서는 종양마사지의 압력을 림프부종의 영향을 받지 않는 부위에 대한 월튼 압력계(Walton Pressure Scale) 1-2단계로 자극하며, 울혈 제거 교육을 수행하지 않는 경우 림프부종의 영향을 받는 부위에 대한 부위는 제한을 둔다. 림프부종의 영향을 받는 부위가 압박되지 않는 자세로 시행해야 하고, 중력을 이용한 림프 순환의 이점을 얻기 위해 림프부종이 있는 사지를 들어 올린 상태에서 마사지를 시행한다. 손끝 부종의 마사지는 정맥혈관 위주의 마사지와 손끝 말초신경 위주의 마사지를 상호 보완적으로 시행해줘야 부종이 해결된다.

골수가 혈구를 생성하는 신체의 큰 뼈에 대한 방사선 요법과 줄기세포 또는 골수 이식 전에 필요한 전신 방사선 조사(TBI)는 환자의 건강에 상당한 영향을 미칠 수 있다. 방사선 조사의 경우 감염 위험이 가장 크고, 병원에서 격리가 필요할 정도로 면역력이 저하될 수 있다. 적혈구 수(빈혈) 감소, 숨 가쁨, 창백한 피부, 손과 발의 부종 등이 온다. 또한 백혈구 수 감소(백혈구 감소증, 호중구 감소증), 면역 저하로 발열, 발한, 오한 등의 징후 및 증상으로 감염 위험이 커진다.

혈소판 감소증이 오면 쉽게 멍이 들거나 점상 출혈(표재성, 붉은 반점), 잇몸이나 코 출혈 등의 징후와 증상이 있다.

일반적으로 낮은 혈소판에 처방되는 약물은 코르티코스테로이드이며, 부작용으로는 면역 저하, 기분과 수면에 영향을 미치는 동요, 따끔거림 및 체중 증가가 있다. 마사지 요법은 이러한 반응 중 일부를 치료하는 데 효과적일 수 있지만, 약물을 계속 복용하면 부작용이 다시 나타난다. 마사지는 멍과 피로를 피하기 위한 월튼 압력계(Walton Pressure Scale) 1-2단계로 진행하며 부교감신경 반응에 작용한다. 주사 부위를 피하고 환자의 가장 편안한 위치에 관해 확인한 후 안내한다.

혈소판을 자극하는 약물을 사용하면 혈전의 위험이 증가하며, 혈병(국소 통증, 발열, 발적, 경조직) 또는 출혈(통증, 현기증, 숨 가쁨)의 징후가 있는 경우 즉시 의사의 진료가 필요하다. 백혈구 생성을 촉진하는 약물은 깊은 뼈와 근육통을 유발할 수 있으나 마사지를 통해 일시적으로 완화될 수 있다. 엎드린 자세에서 얼굴을 압박해 코피의 위험을 줄이고, 호흡을 쉽게 하기 위해 상체를 들어 올리며, 흉근 마사지를 통해서 가벼운 흉식 호흡을 시도해본다. 의사가 림프절을 수술로 제거하거나 방사선을 조사했을 때와 관련된 예방 조치와 림프 흐름을 이해한다면, 부종을 줄이기 위해 환자 스스로 모관 운동을 하도록 권유한다. 팔과 다리를 높이거나 받쳐서 부종을 완화시켜주고, 혹시 열이 나거나 감염 상태인 경우 마사지는 금기한다.

심장, 심낭 및 혈관은 방사선 치료 중이나 방사선 치료가 완료된 후에도 손상되거나 섬유화될 수 있고, 심혈관 질환(RICVD)은 DNA 손상과 만성 염증으로 인해 발생한다.[65]

마사지는 월튼 압력계(Walton Pressure Scale) 1-2단계이며, 호흡하는 근육을 부드럽게 풀어주면 호흡이 쉬워진다. 특정 부위에는 주의 사항이 없으며 편안함을 위한 자세로 호흡이 어려운 경우 앙와위가 필요할 수 있다. 부어오르면 다리를 들어 올리고 심부전의 후, 즉 심장마비를 나타내는 통증, 호흡 곤란, 사지의 부종을 나타내는 통증이 있으면 진료를 의뢰해야 한다. 환자가 몹시 피로할 경우에는 설명 후 치료 시간을 단축한다.

방사선 유발 혈관병증은 전 염증성 사이토카인과 부착 분자의 급격한 증가에 기여한다.[66] 이러한 요인들이 함께 동맥을 막고 혈류를 제한하며, 치료 이후 수년 후에 발생할 수 있는 방사선의 후기 영향에는 혈관에 스트레스를 주는 만성 산화 스트레스가 포함된다. 시간이 지남에 따라 좁아진 동맥과 정맥은 혈전이 형성될 수 있는 환경을 만들 수 있다. 혈관이 좁아져서 생기는 혈전의 경우 혈관 마사지로 장기간에 걸쳐서 관리해야 한다. 덜 치명적이지만 여전히 심각한 혈관병증의 결과에는 두통, 말하기 또는 걷기 어려움, 현기증 또는 시력 변화가 포함된다.

방사선으로 인한 근육 약화는 설사, 변비 및 요실금을 유발할 수 있고, 복부와 골반에 대한 방사선은 소화기 변화로서 위암, 장암, 방광암, 생식기 암, 전립선암과 같은 암을 치료하는 데 사용된다. 치료는 국소적이지만, 주변 조직은 혈액과 림프 순환을 변화시키는 섬유증의 영향을 받을 수 있다. 기타 영향으로는 호르몬 변화, 생식력 감소, 성 건강 변화, 림프부종의 가능성, 장의 피부 반응(방사선 장염)이 설사, 메스꺼움, 구토 및 위경련을 유발할 수 있다. 마사지는 월튼 압력계(Walton Pressure Scale) 1-2단계로 방사선 부위가 완전히 치유될 때까지 방사선 부위에 대한 국부적 제한을 하고, 안전과 편안함을 유지하며, 림프관이 섬유화될 수 있는 부위의 림프 혼잡을 피하기 위해 림프절 제거 또는 방사선 조사 후 안전한 치료에 대한 지식이 필요하다.

또한 복부 마사지로 변비를 해소할 수 있는데, 요실금이나 설사가 있는 환자는 갈아입을 환의와 빠른 화장실 이용이 필요할 수 있다. 방사선 치료로 인한 메스꺼움 및 구토의 발병률은 치료 횟수가 증가함에 따라 가능성과 빈도가 증가한다.[67] 편안한 자세로 하고, 필요한 경우 메스꺼움의 느낌을 줄이기 위해 상체를 높게 해서 반듯이 눕는다. 만지면 메스꺼움이 증가할 때는 손, 발에 있는 반사 요법으로 집중적인 케어를 한다.

두경부암 및 안면암에 대한 방사선 요법은 침샘의 타액 생성 능력을 감소시켜 일시적 또는 영구적인 구강 건조를 유발할 수 있다.[68] 구강 건조증은 삼키기 어렵게 만들고, 치아 문제를 발생시켜 언어에 영향을 미치고, 소화액과의 접촉이 적어 소화를 억제할 수 있다. 또한 감염 위험이 증가되어 구강점막염(상처, 궤양)도 나타날 수 있다.

머리, 얼굴 및 목에 방사선이 방출되어 어려움이 발생할 수 있고, 음식을 기도로 흡인할 가능성이 커지며, 삼키기 힘든 고통으로 인해 길어지는 식사 시간은 삶의 질을 저하시키고, 영양 섭취도 부족해진다. 구강을 통해서 삼키는 것은 30쌍 이상의 근육과 6개의 뇌신경의 협응이 필요하다.[69] 따라서 항암 치료와 방사선 치료를 받는 구강암과 두경부암 환자의 종양마사지는 고도의 기술이 필요하다. 목을 조금도 움직일 수 없고, 오랜 시간 부족한 영양 섭취로 인해 목과 어깨에 걸친 근육들이 섬유화되며, 수술로 인한 재활 과정에서 힘들어하기 때문이다.

마사지는 연약한 조직을 보호하기 위한 치유 단계를 따르고, 조직이 취약한 부위에서는 작업을 피하며, 환자와 상의해 호흡 이상 및 삼킴에 가장 적합한 위치를 찾아야 한다. 목 근육과 함께 협응하는 어깨 근육의 이완을 돕기 위해서 두피를 경락 경혈마사지로 자극해 승모근, 견갑거근, 사각근의 활성화를 유도한다.

안암의 경우 방사선 치료의 일반적인 부작용으로는 시력 변화, 안구 건조 또는 눈물, 빛에 대한 과민성, 망막 박리, 백내장, 녹내장 및 망막 혈관 손상이 있다.[70] 방사선 치료에는 외부 빔 방사선, 정위 방사선 또는 방사성 동위원소를 종양 위 또는 근처에 국소적인 마취를 해서 외과적으로 이식하는 근접 치료가 있다.

마사지는 조사되지 않은 영역에 대한 월튼 압력계(Walton Pressure Scale) 1-2단계로 하며, 영향을 받은 눈 주위의 부위는 제한한다. 눈이나 눈 주변에 압력이 가해지지 않도록 치료하고, 시력이 저하된 경우 환자가 직접 필요한 문서를 읽고 작성할 수 있도록 한다. 또한 치료실 주변에 이동을 방해하는 장애물이 없는지 확인하고, 누운 상태에서 눈을 가려 빛에 민감하지 않도록 보호한다. 눈을 주관하는 간의 기능을 보호하기 위해 잠은 제시간에 자도록 하고 발가락, 손가락, 귀에서 반사 요법의 자극을 통해 호전을 유도한다.

마사지 요법은 스트레스나 근육 긴장성 두통으로 인한 통증을 줄이는 데도 매우 효과적이다. 마사지는 월튼 압력계 1-2단계로 근육 긴장과 관련된 부위의 제한이 없다. 편안함을 위한 자세로 하고, 근육 긴장과 통증 유발점을 치료하면 두통의 강도와 빈도를 줄일 수 있다.

암 치료 중 두통의 원인은 과거에 꼬리뼈 상해가 있을 경우 편두통을 수반하고 얼굴 부종도 함께 유발된다. 피로, 탈수 및 뇌 방사선이 포함될 수 있고, 과거 병력으로 인해 뇌졸중과 유사한 편두통 발작은 뇌에 방사선을 받은 후 수년 후에 발생한다.[71] 두통과 발작을 포함한 복잡한 신경통 증상도 나타날 수 있다.

메스꺼움, 구토, 현기증, 불규칙한 호흡, 시력 변화, 기억 상실 및 정상적인 움직임의 어려움과 같은 뇌부종의 징후가 있는 경우, 즉시 의사의 진료가 필요하고 두통에 대한 지속적인 관찰과 평가를 통해 원인을 찾아서 관리한다.

두경부 암에 대한 방사선 치료는 교근과 익상근의 경련과 연조직 구축 가능성이 있는 경우 삼각근이 발달할 수 있다.[72] 환자는 입을 벌리기가 곤란하며, 내측 및 외측 익상근, 익돌근, 교근 및 설상근에 대해 부드러운 마사지 기법이 필요하고, 짧은 치료로 시작해서 환자의 얼굴 표정 근육이나 불편함을 파악하며 진행한다. 얼굴에 분포된 경락 경혈점의 포인트를 마사지하며 얼굴 표정 근육과 목에 분포된 근육의 활성화를 돕는 것이야말로 두경부암 환자가 방사선 치료를 받을 때의 불편함을 확실하게 해소해주는 비법이라고 할 수 있다. 얼굴의 근육 활성화를 위해 '아-에-이-오-우' 발음을 해서 입을 크게 벌리고 소리를 낸다. 마사지는 월튼 압력계(Walton Pressure Scale) 1-2단계로 하며, 건조한 입과 입술 조직은 약하기 때문에 압력에 의해 손상될 수 있으므로 구강 내 섬유화된 연조직을 주의해서 편안한 자세를 취하고, 연약한 조직에 압력을 가하지 않도록 한다.

　머리, 목 및 얼굴에 대한 방사선 치료 후에는 섬유증 관리와 수축 또는 통증 유발점으로 근육을 치료하는 데 중점을 두며, 특히 안면근육에 대한 마사지 치료는 환자가 정상적인 의사소통과 힘을 회복하는 데 도움이 될 수 있다. 신경 손상이나 성대 및 후두 손상을 통해 언어에 영향을 줄 수 있고, 쇄골 및 턱밑 부위의 림프절 섬유화가 발생할 수 있다. 머리, 목 및 얼굴에 관한 마사지는 월튼 압력계 1-2단계로 하며, 치유 단계에 따른 조사 부위의 예방 조치와 편안함을 위한 자세로 유지하고, 방사선 후 부종을 줄이기 위한 부드러운 유체 이동 기술, 림프 배수 패턴에 대한 지식이 필요하다. 두경부 림프부종의 징후와 증상을 알고 림프부종이 의심되는 경우, 완전한 울혈 완화를 위해 종양마사지 치료사에게 의뢰해야 한다.

　마사지는 골감소증 또는 골다공증이 진단되거나 의심되면 국소 부위를 금기한다. 이 경우에 환자는 연약한 뼈에 압력이 가해지지 않도록 편안한 자세를 취해야 한다. 어린 환자의 경우 장골의 성장판이 치료에 의해 영향을 받는다면 정상적으로 성장하지 못한다.

　방사선 치료는 유방암 환자에 있어서 조직 밀도를 증가시킨다. 피부와 밑에 있는 조직이 두꺼워지고 팽팽해져 조직이 수축하면 유방 비대칭이 생길 수 있다. 재건 후 유방 보형물 주위에 섬유성 흉터 조직이 형성되어 유방 보형물을 제자리에 고정하는 데 도움이 되지만, 피막이 수축되는 과정에서 섬유증이 과도하게 보형물을 압박하게 된다. 보형물을 제거하거나 교체하고, 자가 조직을 이식하려면 수술이 필요하다. 방사선 치료를 받는 유방암 환자는 보형물과 수술의 상처 부분에 마사지를 진행하는 것도 중요하지만, 흉근과 횡격막의 활성화를 위해서 등 쪽의 척추 기립근과 좌우 견갑골 주변의 근육을 마사지해야 한다. 외과적으로 제거되거나 방사선이 조사된 림프나 림프절의 흐름에 따라 부드러운 기술이어야 하고 편안함을 위한 자세와 가슴, 등 및 목의 피부 민감도는 위치 조정이 필요할 수 있다. 엎드린 자세에서는 가슴을 불편하게 만들 수 있으므로 옆으로 누운 자세나 반듯하게 누운 자세가 필요하고, 마사지도 옆으로 누운 자세에서 시행한다.

방사선은 근육, 힘줄 및 인대를 포함한 모든 구조에 영향을 미치며 결과적으로 장, 단기적인 영향을 미친다. 힘줄과 인대가 짧아지고 수축되어 움직임과 안정성에 제한을 일으킬 수 있다. 척수 손상은 근육 경련에 상응하는 효과와 함께 신경근 축의 모든 수준에 영향을 미쳐 반복적인 움직임이나 구축을 유발할 수 있다. 고통스러운 경련, 쇠약 및 피로는 환자의 기능과 삶의 질에 영향을 줄 수 있다. 두경부암에 대한 방사선으로 인한 근 긴장 이상증의 예로는 경추의 구축 경련이 있다.[73]

마사지 고려 사항은 월튼 압력계(Walton Pressure Scale) 1-2단계로 뻣뻣한 관절과 섬유화될 수 있는 조직에 과도한 압력을 가하는 것을 방지한다. 쉽게 경련을 일으키는 근육과 수축된 연조직의 치료가 포함되며 편안함을 위한 자세를 유지한다.

영향을 받는 경우 호르몬 변화와 관련된 신체적 및 행동적 변화는 발작, 피로, 두통 및 국소 탈모가 있다. 마사지 고려 사항은 월튼 압력계 1-2단계이며, 부교감신경 반응을 이끌어내고 두피가 민감한 경우 머리 부위는 제한하고 편안한 자세를 유지한다.

말초 신경병증(RIPN)은 방사선 요법의 일반적인 결과이며, 방사선 치료는 종종 화학 요법 및 수술과 동일한 치료 프로토콜 내에서 제공되므로 어떤 중재가 신경병증에 기여하는지 확인하기 어렵다. RIPN으로 인해 간접적인 신경 손상과 축삭의 탈수초화뿐만 아니라 모세혈관 손상으로 인한 허혈의 결과가 병태 생긴다.[74]

방사선장 내의 개별 신경 또는 전체 신경총이 영향을 받을 수 있는데, 자궁 경부, 상완 천추신경총의 방사선 유발 신경총 병증이 포함되며, RIPN은 치료 완료 후 몇 개월 또는 몇 년 후에 나타날 수 있다. RIPN의 증상들은 감각, 통증, 무감각, 따끔거림의 증가 또는 감소가 있다. 감각 상실은 물건을 떨어뜨리기 쉬우며, 잘 넘어지는 등 보행 장애를 일으킬 수 있는 분리 신경이 있고, 움직임과 가동성이 손상되어 일상 활동에 영향을 줄 수 있는 운동 신경과 자율신경계의 신경병증은 소화 장애, 방광 변화 또는 기립성저혈압을 유발할 수 있는 자율신경이 있다.

마사지는 월튼 압력계 1-2단계로 하며, 신경병증 부위에 주의한다. 편안함과 안전을 위한 자세와 기립성저혈압을 위해 상체를 높게 하고, 반듯하게 눕도록 한다. 마사지 테이블에 안전하게 오르내리게 하는데,

이때 감각 장애로 인해 환자가 압력에 대한 정확한 소통이 어려울 수 있다.

방사선 유발 섬유증(RIF)은 염증이 콜라겐 및 세포 외 기질의 생성 및 침착을 증가시키고,[75] 혈관 및 흉터를 감소시키는 만성 상처 치유 과정을 반영한다. 방사선 섬유증 증후군(RFS)은 치료가 완료된 후 시간이 지남에 따라 진행되거나 수개월 또는 수년에 걸쳐 발생하는 다양한 임상 징후 및 증상을 말한다.[76] 섬유증은 조직의 순응도를 감소시켜 미용 및 기능 장애 모두에 영향을 주므로[77] 결과적으로 신경 내 혈류가 감소한다.[78] RIF의 징후 및 증상에는 피부 비후 및 경화, 근육 위축 및 단축, 관절 가동성 감소, 림프부종, 궤양, 중공기관 협착(낭상이나 관상의 기관으로 위, 장관, 담낭, 방광 등을 가리키며, 점막, 근층 외막 또는 장막으로 이루어짐), 통증 및 치료 위치에 따른 기타 여러 영향이 포함된다. 섬유증의 단계는 초기에 무증상(만성 염증) 후에 섬유증 단계로 이어지며, 마지막은 수축성 섬유증 및 저조한 혈관 조직의 단계다.[79]

섬유증은 국부적으로 발생하며, 방사선장 내의 모든 구조에 영향을 미칠 수 있다. 복부 방사선 치료는 소화 및 제거에 영향을 미치고, 림프부종의 위험을 증가시키며, 신경병증을 유발하는 섬유증을 유발할 수 있다. 흉부 방사선(유방암/폐암 치료)은 피부, 근막, 근육뿐만 아니라 심장 및 폐와 같은 기저 구조에도 영향을 미쳐 심장 손상 및 호흡 문제가 발생할 수 있다.

방사선 치료를 받는 부위는 국부적으로 탈모가 유발될 수 있다. 마사지 고려 사항은 머리 이외의 영역에 대해 월튼 압력계(Walton Pressure Scale) 1-2단계로 하며, 두피 부위는 치료받기에는 너무 민감할 수 있다. 더 이상의 탈모를 피하려면 모발 집중관리를 해야 하지만, 가발에 기름이나 로션을 바르는 것은 비싸고 청소하기 어려울 수 있으므로 피해야 한다.

외부 빔 방사선은 피부를 통과해서 표적 종양에 도달한다. 피부와 피하 조직 모두 심각한 영향을 받아 종종 방사선 피부염을 유발한다. 조사된 피부의 상처 치유는 혈액 관류 감소로 인해 손상된다.

만성 방사선 피부염은 조밀하고 궤양을 일으키며 괴사되는 건조 조직을 생성한다. 사이토카인 및 성장 인자의 장기간 방출은 장기간의 염증 및 지속적인 섬유화 변화를 초래한다.[80]

방사선 화상은 이전에 방사선을 받은 부위에서 화학 요법 후 염증성 피부 반응을 나타내는 것이다. 방사선 치료가 완료된 후 방사선 피부염으로 나타나기 때문에 경각심을 불러일으킬 수 있다. 환자는 혼자 고민하지 말고, 이를 종양 전문의에게 보고하도록 권장해야 한다.

치료 단계는 방사선 조사 영역에서 직접 작업을 수행하기 전에 완전하고, 조직이 손상되지 않아야 한다. 안전과 편안함을 위한 자세를 유지하고, 영향을 받는 부위에 압력이 가해지지 않도록 한다. 시트의 무게도 민감한 피부에 통증을 유발할 수 있다.

심하게 손상된 방사선 조직은 일부 사람들에게 일어나는 가벼운 반응의 발적 상태가 아닌, 피부를 뚫고 궤양과 통증을 유발하는 깊고 넓은 화상이며, 모든 환자가 겪는 상처다. 방사선 치료로 인한 건강한 조직의 죽음으로 정의되는 방사선 괴사는 암 치료가 끝난 후 몇 달 또는 몇 년 후에 발생할 수 있다.[81] 병태생리학은 조직 저산소증, 조직에 대한 불충분한 영양 및 궁극적으로 괴사를 초래하는 미세혈관 손상의 결과로 여겨진다.[82]

괴사의 영향을 받은 피부, 근육 및 근막은 궤양을 일으킬 수 있고, 뼈는 방사선 치료가 일차적이든, 부수적이든 상관없이 뼈에 영양을 공급하는 혈관 손상의 영향을 받을 수 있다. 염증이 있는 골막, 피질의 얇아짐, 골수의 변화, 골절은 골 방사선 괴사의 징후다. 세포 사멸의 결과는 치료된 부위에 따라 다르며, 뇌의 괴사는 인지 변화를 일으킬 수 있다. 이러한 변화가 뼈의 암으로 인한 것이 아님을 확인하기 위해 의학적 감별 진단을 내려야 한다.

마사지는 영향을 받지 않는 영역에 대해 월튼 압력계(Walton Pressure Scale) 1-2단계로 하며, 괴사 부위에 대해 제한하고, 연약한 뼈나 조직에 압력이 가해지지 않도록 하며, 안전하고 편안한 자세 유지가 중요하다. 또한 괴사는 즉각적인 치료가 필요하다.

종양마사지의 압력에 대해서는 환자와 지속적인 피드백을 통해 결정해야 하며, 환자마다 암종도 다르고, 방사선 치료의 섬유화 정도, 화상의 흉터도 모두 다르기에 마사지 치료사의 숙련된 기술이 필요하다. 감정적 긴장, 흉터 조직 및 부종을 느끼는 손은 신체 구조에 대한 암 치료 부작용에 대한 지식으로 지원되며, 마사지 치료사가 손 아래에서 일어나는 일을 느끼고 들을 수 있어야 한다.

마사지 치료는 통증과 부종을 계속 치료할 수 있다. 섬유증에 대한 촉진은 딱딱하고 가죽 같거나 울퉁불퉁한 피하 조직을 드러낼 수 있어서 조직 유연성 개선, 콜라겐 리모델링 및 조직 최적화, 신경 포착 가능성 해결이 이 단계의 치료 목표다. 방사선의 장기적인 영향은 지속적으로 진행되거나 암 치료가 완료된 후 몇 년 후에 나타날 수 있다. 통증, 신경 감작, 신경 포착, 부적응 운동 패턴 및 조직 밀도는 계속해서 다루어질 수 있다. 이러한 장기적인 부작용의 대부분은 갑작스럽고, 특발성으로 나타날 수 있으며 방사선의 장기적인 영향으로 인해 발생한다.

특히, 방사선 유발 말초 신경병증 및 방사선 유발 섬유증은 방사선 분야의 모든 연조직 및 기관에 영향을 미칠 수 있다. 신경 손상은 방사선장 외부에서 증상을 유발할 수 있다. 상완 신경총의 방사선 손상으로 인한 수근관과 같은 징후가 한 예다.[83] 또 다른 예는 시각, 청각 및 삼키기 어려움에 기인되는 뇌신경에 대한 방사선 손상이다. 철저한 건강 기록은 치료사에게 암 치료 역사의 맥락에서 현재 증상을 이해하는 데 도움이 될 수 있는 정보를 제공할 것이다.

통합 암 치료 및 방사선 치료는 광범위한 보완 양식을 사용해 해결할 수 있는 전신 및 국소 효과가 있다. 전신 반응에는 피로, 불안, 우울증 및 메스꺼움이 포함된다. 자연 요법 및 중국 전통 의학과 같은 전인 건강 접근 방식은 개인의 신체적, 정서적 웰빙을 지원해 방사선의 영향을 더 잘 견디고 최적으로 회복할 수 있도록 하며, 중국 전통의학(TCM)은 염증을 예방하고, 음에 영양을 공급하며, 기와 혈액을 보충하고, 피로, 우울증, 골수 억제 및 메스꺼움을 해결하기 위해 장기를 지원함으로써 방사선 요법을 다룬다.[84] 또한 환자는 피로와 불편함을 관리하는 데 도움이 되는 모든 관행을 채택하도록 권장할 수 있다. 예를 들면, 요가와 명상이 있다.

통합종양마사지의 매뉴얼은 다양한 근거 중심의 이론을 실제로 접목해서 방사선 치료의 후유증을 완화하고, 환자 스스로 할 수 있는 건강관리 방법을 공유한다.

신체의 자연 치유는 방사선 치료에서 회복하는 주요 힘이 될 것이다. 이것은 권장되는 경우 보충제와 비타민을 추가해 좋은 영양을 공급하고 규칙적인 운동으로 뒷받침될 수 있다. 방사선 후 재활은 회복을 최대화하는 데 필수적인 측면이다. 근 쇠약 불균형뿐만 아니라 섬유증 및 신경병증은 조기 치료 개입에 반응한다. 운동 범위를 다루고, 근육 강도를 높이며, 협력 근육을 사용하도록 환자를 훈련시키면, 신체 기능의 감소를 제한하는 데 도움이 될 것이다.[85]

방사선은 외부 및 내부 모두에서 관리되며, 암 치료를 받는 환자 중 50%가 방사선 치료를 받는다. 방사선은 마사지 치료에 큰 영향을 미치는 부작용이 있기에 안전하고 효과적인 마사지 치료를 제공하려면 방사선 치료 중 혹은 치료 후의 치유 고려 단계를 준수하는 것이 필수적이다. 통합의료는 암을 앓고 있는 사람들에게 방사선 치료를 통해 그들을 지원할 수 있는 광범위한 서비스를 제공한다.

04

호르몬 요법

1. 호르몬 요법의 개요

암에 대한 호르몬 요법은 암세포의 특정 기전을 표적으로 한다는 점에서 표적 요법으로 설명될 수 있는데, 표적 치료법은 암세포와 정상체세포의 차이를 활용하려는 모든 치료법이다. 대부분의 호르몬 치료는 주사, 주입 또는 경구 복용하는 약물을 포함하므로 화학 요법으로 간주될 수 있고, 차이점은 암세포가 종양 성장을 촉진하기 위해 호르몬을 사용한다는 것이다. 그러나 호르몬 치료는 약물에만 국한되지 않으며, 유방암이나 전립선암에 대한 일부 수술은 호르몬 생산을 방해하기 위해 호르몬 요법으로 약물 기반 호르몬 치료에 중점을 둔다. 호르몬은 주요 기능을 수행하기 위해 모든 신체 세포에서 사용하는 자연 발생 물질이며, 정상 세포에서 호르몬은 성장, 성숙 및 인간 발달 또는 정상적인 생리에 필요한 기능을 표적으로 한다.

일부 종양 세포에는 인체의 호르몬에 결합하는 표면 단백질 또는 수용체가 있는데, 이 메커니즘은 마치 나사의 볼트와 너트처럼 작동한다. 호르몬은 수용체의 자물쇠에 꼭 맞는 열쇠이며, 종양 세포가 분열하고 성장할 수 있도록 한다.[86]

호르몬은 내분비샘에서 생성되는 단백질로 호르몬이 전달자로서 작용해 인체 전반에 걸친 활동을 제어하고, 조정하며, 표적조직과 장기 활동에 영향을 미친다. 일부 암은 특정 호르몬에 노출될 때 더 많이 증식하고 퍼진다. 남성 성호르몬인 테스토스테론과 기타 안드로겐 스테로이드에 노출되면 전립선암이 더 빨리 증식하며, 호르몬 결핍 증상도 유발할 수 있다. 이때 일반적으로 항안드로겐 요법이 사용되고 류프롤리드, 고세렐린 및 기타 약물과 같은 일부 항안드로겐 약물은 뇌하수체가 고환을 자극해 테스토스테론을 만드는 것을 방해한다. 플루타미드, 비칼루타미드, 닐루타미드와 같은 다른 호르몬 요법 약물은 테스토스테론의 효과를 차단시키는 데 사용한다. 호르몬 요법은 전립선암 증식과 전이를 늦출 수 있다. 또한 이러한 약물은 일과성 열감, 골다공증, 기력상실, 근육 질량 감소, 체액 축적성 체중 증가, 성욕 감소, 체모 감소, 발기부전, 그리고 유방 비대의 테스토스테론 결핍 증상을 유발할 수 있다. 일부 유방암은 여성 성호르몬인 에스트로겐 및 프로게스테론에 노출되면 더 빨리 증식한다. 타목시펜 및 라록시펜과 같은 약물은 에스트로겐 수용체에 결합해 에스트로겐 수용체가 있는 유방암의 증식을 억제하며, 유방암 발생률을 줄여준다. 아나스트로졸과 같은 아로마타제 억제제는 에스트로겐의 생성을 줄이고 유사한 이점을 제공한다. 호르몬 요법은 단독으로 사용하거나 다른 유형의 항암 요법과 함께 사용한다.[87]

호르몬은 주요 기능을 수행하기 위해 모든 신체 세포에서 사용하는 자연 발생 물질이다. 정상 세포에서 호르몬은 성장, 성숙 및 인간 발달 또는 정상적인 생리에 필요한 기능을 표적으로 한다. 일부 종양 세포에는 인체의 호르몬에 결합하는 표면 단백질 또는 수용체가 있는데, 종양 세포가 분열하고 성장할 수 있도록 한다.

2. 호르몬 치료

호르몬 치료 또는 암에 대한 호르몬 요법은 암세포의 특정 기전을 표적으로 한다는 점에서 표적 요법으로 간주될 수 있다. 표적 치료법은 암세포와 정상 체세포의 차이를 활용하려는 모든 치료법이다. 이 경우 차이점은 암세포가 종양 성장을 촉진하기 위해 호르몬을 사용한다는 것이다.

또 대부분의 호르몬 치료는 주사, 주입 또는 경구 복용하는 약물을 포함하므로 화학요법으로 간주될 수 있다. 그러나 호르몬 치료는 약물에만 국한되지 않으며, 유방암이나 전립선암에 대한 일부 수술은 호르몬 생산을 방해하기 위해 호르몬 요법으로 할 수도 있다.

3. 호르몬 치료의 목표

호르몬 치료는 암세포가 성장하는 데 사용하는 호르몬 생산을 차단하거나 방해하는 모든 치료법이다. 특정 형태의 자궁내막암과 같은 일부 경우에는 호르몬 요법을 사용해 종양을 축소하거나 다른 치료법이 실패한 경우 완화 조치를 취한다.

4. 호르몬 치료 방법

호르몬 요법은 경구 약물, 주사, 패치 또는 기타 국소 치료 또는 수술로 시작할 수 있다. 호르몬 요법의 시기는 암과 다른 치료의 효과에 따라 다르다.

미국에서는 암 진단을 받은 여성의 약 41%가 유방암 진단을 받는다.[88] 그러나 모든 유방암에 호르몬 요법을 사용하는 것은 아니다. 임상의는 유방암 세포를 검사해서 세포가 호르몬 수용체 양성인지 여부를 조사하고, 세포가 에스트로겐(ER-양성) 또는 프로게스테론(PR-양성)을 사용해서 성장하는지 확인한다. 유방암의 약 2/3가 수용체 양성이므로 호르몬 치료에 반응할 수 있다.[89]

암에 대한 일반적인 호르몬 치료에서 여성 생식기 암을 치료하기 위해 호르몬 요법을 사용하는 경우 약물은 유방암 치료에 사용되는 것과 같다. 그것들은 동일한 호르몬인 에스트로겐 및/또는 프로게스테론에 작용한다. 초기 단계 또는 덜 침습적인 자궁내막암은 일반적으로 수술만으로도 매우 성공적으로 치료된다. 후기 단계 또는 더 침습적인 자궁내막암은 방사선 및 기타 치료법과 더불어 호르몬 요법의 혜택을 받을 수 있다.[90]

난소암의 가장 흔한 유형은 상피성 난소암인데 호르몬 요법은 이 유형을 치료하는 데는 거의 사용되지 않지만, 난소 주변의 결합 조직에서 발생하는 더 드문 유형의 종양인 난소 기질 종양에 사용할 수 있다.[91] 인체의 에스트로겐은 암세포 외부의 수용체에 들어가 암세포를 분열시키도록 보낸다.

유방암 치료를 위한 경구 약물은 암세포에 에스트로겐 공급을 차단하는 호르몬 요법으로서 수술, 방사선 또는 항종양 화학 요법과 같은 다른 치료가 완료된 후 가장 자주 투여된다. 유방암에 대한 호르몬 치료는 비슷한 목표를 가지고 있다. 즉, 암 세포에 대한 에스트로겐의 가용성을 줄이는 것이다. 이러한 호르몬 치료는 유방암이 호르몬 수용체 양성으로 확인된 경우에만 사용된다. 유방암에 대한 호르몬 치료에는 항에스트로겐과 아로마타제 억제제의 두 가지 주요 부류가 있다. 보다 공격적인 암에서는 일부 약물이나 수술을 사용해서 난소 기능을 완전히 차단할 수 있다. 새로운 약물이 자주 개발되기도 하며, 특정 약물의 사용은 다양한 요인과 환자의 기질적인 특성에 따라 달라질 수 있다.

전립선암은 남성에게 가장 흔한 암이며, 미국에서는 암 진단을 받은 남성의 약 43%가 전립선암으로 진단된다.[92] 호르몬 치료는 일반적으로 수술이 선택 사항이 아닌 대부분의 전립선암 유형에서 사용된다.

외과적 호르몬 치료는 종종 전립선암의 1차 요법이며, 전립선이나 고환을 제거하면 호르몬 생산이 중단되는데 대부분의 경우 이것이 필요한 모든 치료다. 경구 약물치료는 전립선암이 진단되거나 중재 없이 관찰 기간 후에 시작할 수 있다.

5. 호르몬 치료의 부작용

유방암에 대한 호르몬 치료는 폐경기의 시작과 유사한 부작용 증상을 유발할 수 있다. 이러한 치료법은 체내 에스트로겐을 차단하거나 감소시키려는 것이므로, 폐경기에 발생하는 에스트로겐의 자연적 감소와 유사한 효과를 나타낸다. 장기적인 부작용은 치료받는 기간과 치료 후에도 오랫동안 지속될 수 있으며, 가장 많이 호소하는 증상은 피로와 소화기계 문제인데, 위장의 활성화에 대해 공격받기 때문에 음식을 전혀 먹을 수 없을 정도다. 갱년기 증상, 두통, 빈번한 기분 변화, 혈전이나 뼈가 약해져서 손실이 될 경우 불임이 되며, 질벽이 얇아져서 감염에 취약하고, 질 건조증과 성기능 장애가 올 수 있다. 단기적으로 나타나는 부작용은 안면 홍조, 메스꺼움, 관절 및 근육통이 있으며, 모발이 가늘어지거나 탈모가 된다. 치료를 중단한 후 몇 년이 지나면 지연효과가 나타날 수 있고, 치료가 신체에 미치는 지속적인 영향의 결과로 나타나며, 자궁암 또는 자궁내막암 위험, 비만과 뇌졸중 또는 기타 심혈관 질환이나 당뇨병의 위험이 따를 수 있다.

전립선암에 대한 호르몬 치료는 체내에서 이용 가능한 테스토스테론의 양을 감소시켜 성기능 장애, 흉부 압통, 안면 홍조, 요실금 근육통 및 관절통 등 다양한 부작용을 초래하며, 전립선암에 대한 호르몬 요법 후기의 영향으로는 당뇨병, 심장 질환, 뇌졸중, 심혈관 질환이 올 수 있다.

모든 암 치료와 마찬가지로 호르몬 치료를 받는 사람에게 가장 효과적인 마사지를 제공하기 위한 접근 방식은 약물이나 치료법, 또한 그것이 사람에게 미치는 영향에 대한 이해를 통해 시작된다.

호르몬 요법이 치료 방법이기는 하지만, 경구 호르몬 요법 약물을 복용하는 사람이 적극적인 치료 권장 사항을 사용할지 판단할 때는 전체를 고려하는 것이 가장 좋다. 일반적인 평가 후에는 치료가 환자에게 어떤 영향을 미치는지 이해하는 것이 중요하다. 환자의 뼈 손실 또는 뼈 취약 부위가 있는 경우 해당 부위는 마사지의 압력을 조절하는 것이 중요하며, 뼈에 대한 취약성은 모든 종류의 호르몬 요법이 해당된다. 일반적으로 미국의 월튼 압력계(Walton Pressure Scale)에서 2단계 이하의 압력은 안전한 것으로 보고되고 있다.

호르몬 요법의 부작용이 나타나서 혈전이 의심되는 경우 해당 부위에 스틸 홀드를 사용하는 것이 좋다. 치료사가 혈전을 의심하는 경우 후속 조치를 위해 즉시 해당 환자를 의사에게 의뢰해야 한다.

많은 호르몬 요법이 경구 약물이지만 일부는 주사를 통해 전달되는데, 주사 후 며칠 동안 아프고 민감할 수 있으므로 그 기간에는 마사지를 진행할 때 주사 부위를 피하는 것이 좋다.

일부 호르몬 요법은 피부에 부착된 경피 패치를 통해 전달되는데, 움직이거나 방해하면 약물이 제대로 주입되지 않기 때문에 약물을 지속적으로 전달하기 위해 제자리에 유지되어야 한다. 마사지 연화제는 패치가 피부에 접착되는 것을 방해할 수도 있기에 패치 위치 및 주변을 피하는 것이 좋다. 특히 유방암 치료에 사용되는 약물은 근육 및 관절 통증을 유발한다. 일부 환자의 경우 오랜 시간 동안 한 자세를 유지하는 것이 매우 불편할 수 있고, 그들은 또한 과도한 뻣뻣함과 테이블에서 내리는 데 어려움을 겪을 수 있다. 종양마사지 치료사는 이러한 환자를 위해 더 짧은 세션을 고려할 수 있다.

호르몬 치료가 필요한 암에 대한 중국의 전통적 접근에서는 일반적으로 중국 전통 의학(TCM) 접근 방식에서 환자를 지원하려고 한다. 호르몬 요법의 부작용을 해결하기 위해 약초 요법과 침술을 사용할 수 있는데, 약초 요법에는 자체 부작용이 있을 수 있다는 점에 유의하는 것이 중요하다.

자연 요법의 접근은 신체의 자연 치유 능력과 신체를 지원하고, 건강을 유지하기 위한 건강한 식단 및 생활 방식 조치를 강조한다. 건강한 체중을 유지하고, 식단에 대한 인식을 유지하는 것이 권장된다. 특히 자연 요법사는 특정 음식이 호르몬 수치에 영향을 미치는 것으로 식별할 수 있다. 자연 요법 의사는 암 치료를 위한 호르몬 요법의 부작용에 접근하기 위해 식이 변화 및 생활 방식 조치에 대해 환자에게 조언할 수 있다. 그들은 종종 환자의 종양 전문의와 협력해 치료 계획을 개

발할 것이다.[93]

　호르몬 요법은 ER 양성 유방암과 전립선암 치료에 자주 사용되며, 경구용 약물, 주사제, 경피 패치 등 다양한 방법으로 전달될 수 있다. 전립선 절제술과 같은 일부 수술은 신체의 호르몬 생산에 영향을 미치므로 호르몬 요법으로 간주된다. 호르몬 요법의 부작용으로는 안면 홍조, 관절통, 근육통, 혈전 위험, 기타 암 위험, 요실금, 성기능 장애, 골소실 등이 있다. 호르몬 요법은 다른 치료가 끝난 후에도 수년 동안 계속되는 경우가 많다.

6. 호르몬 치료에 대한 통합적 접근

　건강한 체중을 유지하고 식단에 대한 인식을 유지하는 것이 권장되어야 한다. 특히, 자연 요법사는 특정 음식이 호르몬 수치에 영향을 미치는 것으로 판별할 수 있다. 또한 마사지에 대한 적응은 호르몬 요법의 가장 일반적인 부작용에 대한 것을 완화시킬 수 있다.

05

면역 요법

1. 면역 요법의 효시

성 페리 그린(St. Peregrine)은 이탈리아의 성직자로서 암 환자 중의 성인(Patron of cancer patients)으로 불리고 있는데, 오랫동안 서서 수행한 탓에 발에 암이 발생했고, 13세기경의 의학 수준에서는 발을 절단할 수밖에 없다는 진단을 받았다. 그러나 수술 전날 강렬한 기도를 한 결과, 기적같이 암이 치료됐다고 알려져 있다. 이후 암이 재발되지 않고 80세까지 생존함으로써 그와 같은 기적이 일어나기를 바라는 암 환자들에게 희망이 되어 왔다. 성 페리 그린의 기적과 같은 자연적 암 치료는 암의 종류와 빈도에 다소 차이가 있는 것으로 알려져 있지만, 1900년부터 1987년 사이에 보고된 자발적 퇴행과 자연 치료 사례들을 조

사한 연구 결과에 따르면, 거의 모든 종류의 암에서 누구에게나 일어날 수 있는 것으로 보고 있다.[94]

1890년대 후반 외과 의사였던 윌리엄 콜리(William B. Coley)는 암 환자들에게서 일어나는 이러한 기적을 확인하고, 암 치료에 그것을 응용하는 선구적 업적을 남겼다. 자신이 치료를 담당했으나 끝내 육종으로 사망한 17세 소녀를 안타까워하며, 육종 환자들의 치료기록을 검토하다가 수술 뒤에 세균 감염이 발생했던 환자들이 그렇지 않았던 환자들보다 치료 효과가 좋았다는 중요한 사실을 발견했다. 우연히 종양 부위에 세균 감염이 있었던 암 환자들에게서 기적 같은 치료 효과가 발견된 것이다.

콜리는 이를 응용해 암 환자들에게 세균을 의도적으로 주입해 감염시킴으로써 치료했고, 그의 성공담으로 인해 1950년대까지 많은 의사가 그의 방법을 이용하거나 응용해 암 환자들을 치료했다. 이는 '콜리의 독소(Coley's toxins)' 혹은 '콜리의 백신'이라고 불리는 방법이다. 콜리는 미국의 메모리얼 슬로안 캐터링 암 센터에서 방사선 치료를 담당하고 있었는데, 콜리의 직장 상사였던 제임스 유잉(James Ewing)으로부터 지속적인 비판과 방해를 받았고, 미국암협회에서는 평판이 좋지 않은 치료법이라고 비난받으며, 마침내 1963년 미국 식약청(FDA)에 의해 효과가 검증되지 않은 불법적인 치료 방법으로 규정되는 운명을 맞이함으로써 잊혔다. 하지만 역설적으로 이후 과학적 연구가 더욱 활발해지면서 콜리의 치료법은 오히려 과학적으로 인정받고 새롭게 부활했다. 직접적인 방해자였던 제임스 유잉마저 희망이 없는 말기 암 환자에게 콜리의 독소는 기적을 일으킬 수 있다고 인정하기에 이르렀고, 콜리의 독소를 비난했던 미국암협회도 1990년대에 들어 자신들의 입장을 철회했다.

2006년에는 암 치료에 세계적인 명성을 지닌 미국 텍사스의 앤더슨 암 센터에서 콜리의 독소에 대한 임상 실험 결과들을 포함해 기존의 연구 결과들을 검토한 결과 콜리의 독소가 수술, 항암제 치료, 방사선 치료의 3대 암 치료 방법에 보조로 사용될 경우 암 치료에 주목할 만한 효과가 있을 수 있다는 결론을 내린 바 있다. 이것이 콜리의 독소가 새롭게 조명받으며, 3대 암 치료 방법에 이어 면역 요법으로 다시 태어나는 과정이었다. 따라서 콜리는 현재 암 치료에 있어서 면역 요법의 선구자로 기록되고 있다.

면역 요법의 또 하나의 기원은 종종 로버트 슈라이버(Robert Schreiber) 박사와 다른 선구자들이 이전에 불렀던 '생물학적 요법'에 대한 설명으로 거슬러 올라간다. 슈라이버 박사는 '암 면역 편집' 또는 암세포가 질병을 확립하기 위해 면역체계를 우회하거나 회피하는 과정이라고 설명한다. 간세포에 대한 신체 반응의 세 단계는 이렇다. 첫 번째는 면역체계가 암세포를 인식하고 제거하는 단계다. 두 번째는 어느 시점에서 암세포가 체내에서 증식함에 따라 생성되는 만큼의 암세포를 면역계가 파괴하는 일종의 균형이 발생하며, 암세포와 면역계의 지속적인 상호작용이 암을 유발할 수 있다. 세 번째는 탈출 단계로서 암세포가 면역체계를 회피하도록 적용했거나 면역체계가 속아 암을 견디도록 속여 종양이 성장하고 진행 중인 질병 과정을 확립할 수 있다.[95]

2. 인간의 면역체계(선천적 면역과 후천적 면역)

면역체계는 감염과 질병에 대한 신체 방어의 일부이며, 그것은 신체의 이물질을 인식하도록 설계된 특수 세포와 조직으로 구성된다. 면역계의 세포는 림프계와 순환계를 사용해서 몸을 움직이고, 림프절과 함께 침입한 세포를 파괴한다. 인체에는 언제나 많은 수의 면역세포가 순환하고 있다. 세포는 다른 세포와 통신하고 특정 면역 기능을 수행하는 독특한 방식으로 전문화되어 있으며, 특정 면역세포 기능을 활용할 수 있는 능력은 많은 특정 면역세포의 기능을 구동해 암 치료를 위한 면역요법의 많은 발전을 주도한다. 면역계는 항상성을 유지하기 위해 견제와 균형 시스템을 가지고 있고, 일부는 면역 반응을 자극해 더 많은 면역세포를 모집하고 활동을 증가시키도록 설계되어 있다. 다른 방아쇠는 면역 반응을 억제해서 신체가 자가 면역 상태로 넘어가는 것을 방지한다. 면역체계는 균형을 유지하고 질병이나 감염과 싸워 항상성을 회복하기 위해 자극 및 억제 유발 요인이 모두 필요하다.

인간에게는 선천적 면역과 후천적 면역의 두 가지 유형이 있다. 이 두 가지 메커니즘이 함께 작동해서 질병으로부터 신체를 보호한다.

선천적 면역은 태어날 때부터 타고나는 유형인데, 예를 들어 피부는 타고난 면역계 기능이 있으며, 특정 병원체가 체내로 들어오는 것을 걸러내고 차단한다. 또 대식세포와 같이 선천면역의 일부인 다양한 면역계 세포는 신체에 치료제로 여겨지는 세포를 파괴하도록 설계됐다.

후천적 면역은 질병이나 감염성 유기체에 노출된 후에 발생한다. 후천적 면역세포에는 베타세포(β-cell) 또는 T세포와 같은 특정 세포가 있는데, 침입하는 세포를 인식하고 백신에 대한 신체의 반응에서 일어나는 것과 같이 침입자에 특정한 특수 방어 체계를 만든다. 획득한 면역세포는 침입자를 위한 일종의 '기억'을 발달시켜 인식된 침입자가 감지될 때 면역 반응을 시작할 수 있다.

선천적 면역세포와 후천적 면역세포는 함께 작용해 면역 반응을 생성하고, 모든 면역세포는 골수에서 시작해서 신체의 다른 부분에서 다른 기능으로 성숙한다. 면역계 세포는 특정 단백질이나 분자 신호를 감지해 외부 세포를 인식한다. 면역체계가 침입자를 인식하면 일반적으로 침입자와 싸우도록 특별히 설계된 세포를 배치해 반응한다. 그러나 어떤 경우에는 면역계 반응이 지연되거나 완전히 억제되어 감염이나 질병을 유발할 수 있다. 면역 반응은 알레르기 반응이나 자가 면역 상태와 같이 일반적으로 무해한 자극에 노출되어도 유발될 수 있다. 후천적 면역은 면역계가 미래의 감염을 인식할 항체를 생성함으로써 감염이나 백신 접종에 반응할 때 능동적이거나 수동적일 수 있다. 수동적으로 획득한 면역은 누군가가 모유와 같은 다른 출처로부터 항체를 받을 때 발생한다.

또한 후천적 면역은 평생 발전하는 면역으로서 능동 면역과 수동 면역으로 나뉘는데, 감염이나 예방접종에 반응해서 발달하고, 감염에 대한 반응으로 생성된 항체를 천연 능동 면역이라고 한다. 반면에 백신 접종에 대한 반응으로 개발된 항체를 인공 능동 면역이라고 한다. 한편, 수동 면역은 다른 곳으로부터 항체가 발생하는데, 모유를 통해 엄마로부터 받아 발생하는 천연 수동 면역이 있고, 감마 글로불린 주사 또는 주입으로 의약품에서 받은 항체를 인공 수동 면역이라고 한다.

3. 암이 면역체계에 상호작용하는 방법

암이 세포 DNA의 돌연변이로 시작되는 것처럼 몸에는 수조 개의 세포가 있으므로 항상 돌연변이가 발생한다. 대부분의 경우 신체의 면역체계는 변경된 세포를 인식하고 주변 조직을 침범하기 전에 파괴할 수 있다. 일부 경우에서 악성 세포는 면역체계를 압도하거나 회피할 수 있다.

암 호출이 면역체계를 회피하는 방식은 일부 암이 면역체계 기능을 이용하거나 면역세포의 탐지를 피하는 능력과 관련 있을 수 있다. 면역체계를 무시하거나 회피하는 능력은 '암의 특징' 중 하나다.[96] 대부분의 잠재적인 암세포는 면역체계에 의해 제거된다. 하지만 면역계에 눈에 덜 띄는 세포가 생기거나 암세포의 수가 면역계 반응을 압도할 수도 있다. 이것은 암세포들이 몸을 붙잡고 있는 때다.

염증 반응은 박테리아, 바이러스 및 기타 침입자에 대한 면역계의 자연 방어 중 하나다. 염증 반응에서 신체는 단백질을 방출해서 모세혈관 벽을 더욱 투과성으로 만들어 주변 조직에 여분의 체액을 넘치게 한다. 이것은 감염 부위 또는 신체의 외상에 부종을 형성하며, 백혈구나 식세포도 이물질을 섭취하고 제거하기 위해 해당 지역으로 가져온다.

염증 반응에서 히스타민의 방출은 모세혈관의 투과성을 확장하고 증가시킨다. 더 많은 혈액이 해당 부위로 유입되어 부종의 열감과 압통을 유발하고 식세포는 염증 부위로 유인되어 병원체를 파괴한다. 일반적으로 염증 반응은 감염 또는 외상 부위의 조직을 비축하고, 보호하며, 인체를 보호하는 유익한 기전이다. 그러나 장기간 계속되면 해로울 수 있다. 해결되지 않거나 지속적인 염증 반응은 영양분을 흡수할 수 있으며, 어떤 경우에는 암세포가 특정 면역계 세포를 끌어들여 종양이 발견되지 않도록 '보호'하는 데 사용할 수 있다.[97]

4. 면역 요법 치료

면역 요법 치료는 암에 반응하도록 신체의 면역체계를 '훈련'하려고 하는 요법이다. 면역체계가 자극과 억제 기능을 모두 가지고 있는 것처럼 암 면역 요법은 암에 따라 면역 기능을 자극하거나 억제하는 역할을 할 수 있다. 많은 면역계 세포는 표적 특정 침입자에 적응한다. 암세포도 면역 반응을 회피하도록 적응할 수 있다. 또한 표적 암 치료법을 만들기 위해 면역세포의 적응 특성을 조작하고, 어떤 경우에는 환자의 게

놈을 암의 게놈으로 시퀀싱해 개인 표적 면역 요법을 만드는 것이 가능할 수도 있다.

게놈 시퀀싱이라는 치료 반응 및 임상 결과는 암 환자별로 매우 다양하게 나타나며, 예측 역시 쉽지 않은 경우가 대부분이다. 암은 유전 질환이기에 세포의 기능, 생장 및 분열을 관장하는 DNA/게놈상의 변화로 인해 발생하는 질환이다. 종양 게놈 시퀀싱을 통해 암 환자에게서 발견되는 특정 유전자의 결함(변이)에 대한 인사이트를 도출할 수 있다. 의사는 이러한 지식을 활용해서 환자에게 적합한 의약품, 치료법, 임상 시험을 더욱 잘 파악할 수 있다. 맞춤형 암 의학은 이처럼 게놈 시퀀싱을 통해 실현될 수 있다. 흥미로운 의학 발전 중 하나로서 간단한 혈액 검사만으로 암을 발견하고 확인할 수 있는 액체 생검 역시 게놈 시퀀싱을 통해 가능해졌고, 현재는 일부 말기 암 환자를 대상으로 활용되고 있으나, 추후 다중 암 검사 등을 포함한 광범위한 암 검진에서도 빛을 발하게 될 것이다.

아울러 게놈 시퀀싱은 환자의 치료 시작 시점뿐만 아니라, 치료 계획 기간의 모든 단계에서 액체 생검 및 정밀의학을 통해 효과적인 맞춤형 암 치료를 받을 수 있도록 해준다. 동일한 암종 또는 아형이어도 환자마다 다른 영향이 미칠 수 있기에 이처럼 맞춤형 치료를 받을 수 있다는 것은 중요하며, 이러한 가치는 진화하고 있다.[98]

암 진단 기술의 정확성이 높지 않았던 과거에는 양성종양을 악성종양으로 오진했을 가능성이나 사례 보고 자료들의 신뢰성 문제가 대두되기도 했고, 근거 중심의 임상 실험이 없어 입증하기가 어려웠으며, 실제 치료에 적용하기 힘들어 주목받지 못했다. 하지만 현재는 암 진단 기술이 발달함에 따라 사례 보고서들의 신뢰성이 높아지고, 기초과학 분야와 구체적인 기전이 뒷받침되고 있다.

노르웨이에서 2008년에 나온 한 연구 결과에서 6년 동안 2년마다 한 번씩 유방암 진단을 실시한 여성과 6년의 마지막 해에 단 한 번 유방암 진단을 실시한 여성들을 비교한 결과, 2년마다 한 번씩 진단한 여성들에게서 유방암 발병률이 22% 이상 높게 나왔다. 유방암이 발생했더라도 중간에 자발적 퇴행 혹은 자연 관해가 일어나 자연적으로 치료되어 암이 발견되지 않는 경우가 일반적으로 생각되는 것보다 훨씬 빈번하게 일어난다는 것을 의미한다. 이 연구는 암에 걸렸다는 사실조차 인식하지 못한 상태에서 자연적으로 암이 치료된 경우가 20% 이상이 될 수도 있다는 것을 시사하고 있다. 이러한 자연적 치료 현상은 초기 암이나 전이가 많이 진행된 말기 암까지 거의 모든 단계의 암에서 발생하는 것으로 파악된다.

이 연구 결과와 관련해서 학계에서 과잉 암 진단에 대한 논란이 유발됐지만, 암 진단을 자주 받을 필요가 없다는 것을 입증하는 것은 아니다. 현재 어떤 암이 자발적으로 치료되고, 어떤 암이 전이되어 문제를 일으킬지 정확하게 구분하고 판단할 방법은 없기 때문이다.[99]

5. 면역 요법의 분류

면역 요법의 분류는 미국 임상종양학회와 미국 암학회에서 가져온 것이다. 다른 조직에서는 다른 범주를 사용할 수 있지만, 치료법의 기능은 동일하게 유지된다. 종양마사지 치료사는 종양마사지 요법이 신체에 미치는 영향에 대한 기본적인 이해가 필요하다.

(1) CAR T세포 요법

혈액암에 사용되며 CAR – T세포 요법(Chimeric antigen receptor : 특이적인 키메릭 항원 수용체를 발현시키는 유전 정보를 조합해 만든 면역세포 치료) 정맥주사를 통해 체내로 되돌아간다.

(2) 체크포인트 억제제

면역체계 '체크포인트'는 더 이상 필요하지 않을 때 면역 반응을 진정시키기 위해 존재한다. 일부 암세포는 면역 체크포인트와 관련된 단백질을 사용해서 스스로 위장할 수 있으며, 이는 신체가 면역 반응을 늦추도록 한다. 체크포인트 억제제는 암세포를 위장할 수 없도록 해서 면역 반응에 취약하게 만든다.

(3) 단클론 항체

모노클로날 항체는 실험실에서 생산된 항체로 종양 세포의 단백질에 부착되도록 설계됐다. 이 메커니즘을 사용해서 약물이나 다른 유형의 치료를 종양에 직접 전달할 수 있다.

(4) 종양 용해성 바이러스 면역 요법

이러한 유형의 요법에서는 바이러스가 암세포에 도입되어 암세포를 침범해 죽인다.

종양 용해성 바이러스 면역 치료는 바이러스, 면역조절 요법과 복합적인 면역 요법으로서 발전되고 있으며, 혁신적인 암 치료 전략이 면역체계 활용에 초점을 맞추면서 성장할 것으로 예상된다. 종양 용해성 바이러스, 면역 조절 요법 및 표적 암 바이러스 요법에 대한 수요가 증대되면서 항암 바이러스 치료제로서 2021년에 일본에서 개발한 악성 뇌종양 신약인 테세르파투레브(Teserpaturev)가 승인받았다. 향후 복합 면역 요법, 유전자 변형 바이러스 및 맞춤형 암 치료법의 지속적인 개발은 긍정적인 전망에 기여하고, 종양 용해성 바이러스 면역 요법 분야를 발전시킬 것이다.[100]

(5) T세포 요법

기존 면역세포의 반응을 향상시키며, 한 유형의 T세포 요법에서는 환자의 T세포를 혈액에서 채취한 다음 암세포를 인식하고 반응하도록 변경되어 강화된 T세포는 신체로 되돌아간다.

(6) 비특이적 면역 자극

이 범주의 면역 요법은 전체 면역체계의 기능을 향상시키는 데 사용된다. 이것의 가장 잘 알려진 예 중 하나는 실험실에서 만든 사이토카인(면역 표적 단백질)을 사용해서 면역 반응을 유발하는 사이토카인 면역 요법이다.

(7) 암 백신

암 백신은 아직 임상 단계에 있으며 널리 사용되지는 않는다. 암 백신에 대한 이론은 신체가 활성 암세포를 파괴하는 면역 반응을 생성할 것이라는 희망으로, 암 백신이 신체에 도입된다는 이론과 동일하다. 대부분의 백신 결과는 유망하지 않다고 한다.

6. 면역 요법의 방법 및 목표

면역 요법은 암과 싸우기 위해 신체의 면역체계와 함께 작동한다. 대부분의 면역 요법의 목표는 신체가 암세포를 제거하도록 하고, 궁극적으로는 치료법을 만드는 것이다. 이론적으로 면역 요법은 면역체계를 자극해서 퍼트린 유형의 암에 대한 지속적인 보호를 제공할 수 있다.

또한 면역 요법은 여전히 새로운 연구 분야이며, 거의 매일 새로운 임상 시험이 추가되면서 발견이 진행 중이고, 많은 면역 요법의 장기적인 효과 역시 여전히 발견되고 있다.

(1) 면역 요법이 시행되는 방법

면역 요법을 시행하기 전에 환자는 특정 기준을 충족해야 하는데, 일반적으로 환자는 자가 면역질환이 없어야 하고, 완전히 기능하는 면역 체계, 즉 선천적 면역과 후천적 면역의 기전이 있어야 한다. 어떤 경우에는 암이 면역 요법에 반응하는지 확인하기 위해 환자가 바이오마커 (종양 마커) 검사도 받게 된다. 바이오마커 검사는 혈액, 혈장, 뇌척수액 또는 기타 조직을 사용해서 암 유형과 관련된 특정 세포를 찾는다. 환자가 이 모든 기준을 충족하고 면역 요법에 대한 좋은 후보라면, 면역 요법을 받는 몇 가지 다른 방법이 있다.

대부분의 치료법은 항종양 화학 요법과 유사하게 IV 주입을 통해 시행한다. T세포 또는 CAR T세포 치료의 경우 환자는 먼저 자기 혈액을 채취해 T세포를 변경하고, 체내에 재주입할 수 있다. CAR T-cell therapy에서 환자의 T세포는 실험실에서 유전적으로 조작되고 다시 주입된다. 먼저 환자의 혈액에서 T세포를 제거한 다음 암세포에 결합하도록 실험실에서 변형시킨 후 죽인다. 유전적으로 변형시킨 후 실험실에서 수백만 개의 T세포를 성장시키며 환자에게 주입함으로써 변경된 T세포를 수용한다. 그 후 변경된 T세포는 그다음 암세포에 결합시켜 죽인다.

7. 면역 요법의 부작용과 마사지의 적용

의료 전문가, 환자 및 연구원은 면역 요법을 치료의 표적 특성으로 인해 부작용이 없는 잠재적인 치료법이라고 말할 수 있다. 효과는 종종 전통적인 항종양 화학 요법과 관련된 것보다 훨씬 덜 심각하지만, 여전히 발생하며 여전히 우리의 인식과 임상적 추론이 필요하다.

면역 요법의 부작용은 치료 후 몇 주 또는 몇 달 후에 나타날 수 있다는 것을 아는 것이 중요하다. 환자가 계속해서 종양 전문의나 의료 전문가에게 부작용을 보고하도록 권장한다. 일부 부작용은 생명을 위협하는 상태로 빠르게 진행되므로 면밀하게 모니터링해야 한다.

일반적으로 알려진 면역 요법의 부작용은 초기 단계이므로 많은 요법의 전체 효과 프로필은 아직 알려져 있지 않다. 효과는 화학 요법 및 일부 호르몬 요법의 부작용과 유사하다. 종양마사지 치료사로서 완전한 정보를 수집하고, 그에 따라 세션을 조정해야 한다. 모든 암 치료의 부작용 프로필을 아는 것은 도움이 될 수 있지만, 치료가 신체에 미치는 영향에 대한 일반적인 지식과 좋은 경청 및 비판적 사고 기술을 결합하면, 종양마사지 치료사가 가장 효과적인 치료를 제공할 수 있다. 면역 요법 치료의 가장 흔한 부작용은 피로다. 피로는 거의 모든 유형의 암 치료의 결과로 나타나며 종종 암 자체의 진단과 관련 있다. 면역 요법에 관한 많은 글이 치료의 상대적 용이성을 강조하지만, 면역 요법은 다른 약물과 마찬가지로 신체에 지대한 영향을 미치며, 개별적으로 설계된 치료법조차도 환자의 전신에 영향을 미칠 수 있다. 이러한 유형의 경우 모든 치료와 마찬가지로 정보를 수집하며, 안전하고 효과적인 종양마사지를 제공하기 위한 일반 원칙을 찾는 것이 중요하다.

대부분의 암 치료는 환자를 면역 저하 상태로 만들 위험이 있는데, 환자는 감염에 더 취약하고 새로운 감염에 대항할 수 없으며, 경미한 감염으로 인한 주요 증상을 경험할 수 있다. 따라서 완벽한 감염 관리 절차는 종양마사지 치료사의 표준 관행이 되어야 한다. 마사지 치료사는 치료 공간의 청결도 고려해야 하며, 손을 자주 씻고, 소독하며, 장갑과 마스크를 올바르게 착용하는 것이 원칙이다.

8. 면역 요법의 통합 치료

중국 전통 의학(TCM)에서는 염증을 줄이거나 면역체계 기능을 지원하는 생활 습관과 영양 요법에 중점을 둘 수 있다. 새로운 연구 기관에서는 태극권과 같은 운동이 면역을 강화할 수 있다고 제안한다.[101] 많은 면역 요법에 대한 개인화된 접근 방식은 동양 의학 철학, 특히 TCM 및 아유르베다(Ayurveda)의 원리를 반영한다. 이러한 전통의 지원 치료는 생리학적 분류에 기반한 개인화된 영양 계획에 초점을 맞출 수 있다. 면역 요법을 위한 통합 치료 생물 의학팀이 면역 요법의 비교적 새로운 분야를 탐색함에 따라 마사지 치료사 및 기타 통합 실무자들도 환자를 지원하는 가장 좋은 방법을 모색하고 있다. 자연 요법 치료는 종종 보조 영양 및 천연 보충제에 중점을 두며, 보충제가 치료를 방해하거나 부작용을 일으키지 않도록 항상 의료진과 함께 검토해야 한다.

마사지 치료사를 포함한 통합 의료인은 모든 환자의 필요에 맞게 작업을 조정하기 위해 면역 요법이 신체에 미치는 영향에 대해 지속적인 교육을 받아야 한다.

대부분의 면역 요법은 표준 화학 요법과 마찬가지로 IV 주입을 통해 제공된다. 환자는 외래 치료 센터로 이동하고 치료가 주입되는 동안 일반적으로 센터에서 몇 시간을 보낸다. 면역 요법에는 단백질이 포함되므로 환자에게 면역 주사 주입 시 알레르기 반응을 면밀하게 관찰해야 한다. 주사 주입 후에는 부위가 빨갛게 변하고, 열감과 통증을 수반하게 된다. 그들은 또한 항히스타민제 또는 약물과 같은 반응이나 메스꺼움의 부작용을 중화하기 위해 다른 약물을 투여받을 수 있다. 면역계에는 선천성 면역세포와 후천성 면역세포 조직이 있고, 이 세포는 종양 형성을 억제하거나 어떤 경우에는 실제로 종양 성장을 지원한다. 이는 암세포와 면역계의 상호작용이며 암 면역 요법은 신체의 면역 반응과 함께 작용한다. 면역항암제 치료는 간단한 경구투여, IV 주입, T세포치료로 나뉘며, T세포 치료의 경우 입원이 필요하므로 복잡한 과정을 통해 이루어질 수 있다. 면역 요법의 부작용이 가장 적다고 알려져 있지만, 치료 과정에서 몸이 쇠약해지고, 때로는 심각한 부작용이 나타날수 있다. 종양마사지 치료사는 면역 요법의 부작용이 치료가 완료된 후 몇 달 후에 나타날 수 있음을 알고 있어야 한다.

암에서 가장 흥미로운 최신의 발전 중 일부는 암을 표적으로 하기 위해 신체의 면역체계와 협력하는 것과 관련이 있는데, 이러한 치료법을 면역 요법이라고 한다.

SITC(Society for Immunotherapy of Cancer)는 1980년대 중반 회원 기반의 소규모 조직으로 시작됐고, 현재는 48개국에서 35개 이상의 의료 전문 분야를 대표하는 3,000명 이상의 회원을 자랑한다.[102] 센터 치료에서 면역 요법의 연구가 증가함에 따라 JAMA(Journal of American Medical Association)의 2019년 리뷰에 따르면, 면역 요법의 한 유형인 체크포인트 억제제를 사용할 수 있는 환자의 수는 2011년에서 2018년 사이에 매우 증가한 것으로 추정됐다.[103]

특정 치료법이 신체에 어떤 영향을 미치며, 결과적으로는 어떤 종류의 마사지가 필요한지가 중요하다. 따라서 신체에서 면역 요법의 작용에 대한 실무 지식은 임상 추론을 위한 추가 도구를 알 수 있다.

면역체계 조절을 위해 일부 환자의 변경된 T세포를 받기 전에 화학 요법을 받을 수 있다. 이 시점에서 화학 요법의 목표는 면역체계를 약화시켜 재주입된 T세포가 증식할 공간을 확보하는 것이다.

06

영양 식이

1. 식이와 암의 발현

새로운 질환들이 의학 및 국민의 건강을 점차 위협하며 급속도로 발달하고 있다. 카포시 육종, 독성 쇼크 증후군, 레지오네어 질환 등이나 폐렴 혹은 새로운 변종의 전염성 질환의 노출로 인해 점차 먹거리에 대한 긴장도 고조되고 있지만, 현재의 의학적 수준으로는 이를 방어할 도리가 없다. 1982년 터프트 대학(Tufts University)의 의과대학 연구 보고에 의하면, 조사 대상자의 75%가 그들의 소화기관 내에 항생제에 내성을 가지는 박테리아를 심각한 정도로 많이 보유하고 있다고 한다. 미국에서는 상당히 발전된 공공 의료 캠페인이 벌어졌음에도 불구하고, 간단한 감기조차도 효과적으로 치료하지 못했다.

과학 기술의 발달과 더불어 막강한 자본과 결합된 의료 장비는 최첨단의 길을 걷고 있으며, 인간의 힘은 무한히 발전했다. 또한 눈으로는 도저히 파악할 수 없는 몸 구석구석을 화면을 통해 바라볼 수 있고, 육체에 찾아온 질병의 상태를 대부분 감지해낼 수 있다. 이른바 인간의 몸속에 숨어 있는 질병을 찾아내는 진단 의학은 최고 영역에 도달했다고 할 수 있다.

전적으로 현대과학 기술 발달에 의존하는 현재의 의료시스템은 수술과 약물 처방 그리고 행동의 제한을 통해 인간의 몸에 찾아온 '건강의 이상'을 원상복구 시키고자 노력한다.

이와 같은 부단한 노력에도 불구하고 환자와 병원의 숫자가 함께 늘어가는 현 상황을 바라보면, 현대의 건강관리자들이 '건강관리'에 실패하고 있다는 의심이 생긴다. '몸의 이상'이 단순히 '몸속에 원인이 있다'라고 바라보는 관점 때문에 어쩌면 이러한 관점을 바꾸기 위해 부단히 노력하고 있음에도 여러 제약된 상황 속에서 노력의 성과만큼 결과가 나오지 않는지도 모른다.

이러한 이유 때문인지 근래에 들어 대안의학, 보완의학, 통합의학, 전인의학 등의 이름으로 불리는 각종 치유법에 대중들의 관심이 쏠리고, 건강관리 소비의 새로운 패턴이 형성되고 있다. 실제로 치료 방법이 있다고 하더라도 완벽하게 치료할 수 있는 것이 아니고, 증상만 개선시킬 뿐 근본 치료가 거의 어려워졌다.

한편, 동네 병원에서 시작해서 한국의 5대 병원을 전부 노크하고, 좋다는 건강식품에도 많은 관심을 가지며, 음식과 식이 영양에 대해 많은 정보를 탐색하게 된다. 무엇을, 어떻게, 언제 먹느냐를 가지고도 시비 이해로 토론 공방이 벌어지지만, 막상 현실 가능성 혹은 치료 현장에 접목되어 진행되기에는 너무 많은 정보의 홍수 속에 혼돈이 올 수밖에 없다. 기존의 건강관리 체제하에서 취급하지 않는 각각의, 독특한, 특별한 방법의 치유적인 효과를 전체적으로 활용하는 방법도 어려운 현실이다. 대부분의 비정통 의료의 근거 중심적이지 못한 요법들에 대한 신뢰도가 낮은 이유일 것이다.

식이와 영양은 인간의 몸에 유익한 식품을 체계적인 방법으로 섭취함으로써 인체의 자연치유력을 향상시켜 질환을 예방하고 치유하는 기본 욕구이며 살아가는 수단이다. 약식동원(藥食同原)이라는 말이 있다. '약과 음식은 그 근본이 동일하다'라는 것으로, 특정 효과를 가진 약용식물 외에도 다양한 음식 재료가 약처럼 몸을 치유할 수 있다는 것이다.

식품이란 첫째, 우리 몸을 만드는 원료가 되고 둘째, 몸을 움직이는 에너지원이 된다. 즉, 생리활성 기능으로서 신체 리듬을 조절하고, 면역력 강화와 노화방지 등 생리적 조절 물질의 기능을 갖춘 식품들을 광범위하게 일컫는 것이다. 따라서 식품을 올바르게 섭취하는 식생활 방식을 갖추는 것이 건강의 지름길이다. 보통 각 개인의 건강 상태나 병의 유무에 따라 강조되는 부분이 다르나 근본적인 원칙은 비슷하다. 건강에 필수적인 식품의 균형적인 선택과 더불어 적절한 영양을 공급함으로써 질병을 개선하고 회복시키려는 목적이 큰 것이다. 보통 항암 후에 발생하는 오심, 구토 증상 때문에 환자들의 식욕이 저하되어 조금도 먹을 수 없다는 것이 제일 큰 문제다. 어떻게 음식을 먹어야 기운을 차리게 될지 여간 고민되는 것이 아니다. 필자가 암 환자가 치료실에 들어올 때 제일 먼저 건네는 인사는 "음식을 뭐라도 조금 드셨나요?"이다.

일반적인 식품영양학의 개념에서처럼 하루에 필요한 영양소를 따져 균형 잡힌 식사를 통해 계획적, 규칙적으로 식사가 이루어지는 것이 일반적이다. 최근 대한 소화기암학회에서 개최한 '바른 식단 캠페인'에서 암 전문가들은 암 치료 식사와 암 예방 식사, 암 치료 후 관리 식사가 다르다는 것을 강조했다. 암 치료 단계에 따라 식사법이 다른 이유는 환자의 상태 때문이다. 특히 암 치료 중 식사는 예방 관리 식사와 다른 점이 많다. 암세포가 자라면서 분비되는 '사이토카인'은 뇌하수체에 작용해서 식욕을 저하시킨다. 그리고 항암 치료를 하면 부작용으로 음식 맛에 매우 민감해지고, 메스꺼움이 심해지며, 철분이 많거나 냄새가 강한 고단백·고열량 식사에 거부감을 보이기도 한다. 문제는 이런 변화들로 인해 단백질 섭취가 줄어들면서 단백질로 이루어진 백혈구 항체 기능이 떨어져 면역력 유지가 어려워진다. 총 섭취 열량이 줄어들면 정상 세포 활동에도 어려움이 생기므로 당연히 체력이 떨어지게 되는 것이다. 각자의 독특한 행동 양식과 식습관 및 사고 결과에 따라서 같은 조건의 사람이라도 암세포에 대한 면역력이 달라진다. 바쁜 현대인들에게는 무릇 생각이 지나칠 수도 있는 마음의 경계들이다. 하루를 마감하는 시간에 자성 반조를 통해서 식사 때마다 즐겁고 고마운 마음으로 식사했는지, 또는 불평불만을 갖기보다는 자신의 근원을 알고 부모

님께 감사했는지, 자연의 섭리에 대한 고마움을 느꼈는지 등 매일매일 반복되는 특별한 날이 아니어도 잠시나마 조용히 명상하거나 기도하는 등 다양하게 긍정의 마음을 취할 수 있다.

인간의 몸속에 존재하는 60조 개에 달하는 세포는 혈류에 의해 공급받고, 혈액 성분들은 섭취하는 음식물로부터 공급받는다. 균형에 맞는 식사를 하지 못하고 부적절하게 식사한다면, 우리의 뇌세포를 포함한 혈액과 세포들이 점점 면역력을 지켜내지 못하고, 그 숫자가 부족해짐에 따라 암세포가 비정상적으로 증식해서 세포 수를 키워나가는 결과로 나타난다.

혈액과 세포의 질을 건강한 상태로 회복시키기 위해서는 식이 습관의 원칙을 지켜야 한다. 자연의 섭리가 진화된 질서와의 조화 속에서 계속해서 한 종을 다른 종으로 변형시키고 있다. 먹이사슬도 박테리아나 효소로부터 수중 무척추 및 척추동물, 양서류, 파충류, 조류, 포유류, 유인원뿐만 아니라 인간에까지 미친다. 곡물은 인간과 평행하게 진화해왔으며, 음식의 중요한 일부가 되어 온 곡물은 인간의 주식으로 고정되어 변천되어왔다. 인간이 먹는 음식은 계절적인 변화, 즉 제철 먹거리도 중요하다. 더울 때는 살짝 익힌 요리가 적합하며, 추울 때는 요리 시간이 걸리므로 동물성 식품과 완전히 익힌 식품, 혹은 따뜻한 식품을 섭취한다.

인간의 몸에서 암은 만성적인 전암상태(precancerous state)로부터 시간이 차츰 경과되며 발전한다. 과다한 음식물의 반복적인 섭취나 불규칙적인 식사 패턴은 다양한 인체 기관에 영향을 미쳐 점진적으로 암으로 발전하게 만든다. 인체는 항상 주위환경과 조화를 이루어야 하기에 이러한 과도한 양을 제거하려고 한다거나 혹은 제거하기에 인체의 숨은 면역력이 미치지 못할 때 계속 축적되다가 결국 질병으로 노출된다. 이렇게 반복된 축적은 낭종과 암을 발생시킨다.

부산대병원 소화기내과 김동욱 교수는 "암 환자는 몸속 면역세포들이 암세포와 싸우는 상태라서 가만히 있어도 에너지 소비가 많으므로 건강할 때보다 1.5배는 잘 먹어야 한다"라고 말했다.

암 치료 중에는 단백질, 열량을 1.5배 섭취하고, 소고기 등 붉은 고기를 국이나 찜으로 먹는 것을 권장하며, 잡곡 현미보다 흰쌀밥을 섭취하도록 하고, 설사하면 채소 섭취를 줄여야 한다. 잡곡밥과 채소는 지나치게 먹으면 안 된다. 박유경 교수는 "식이섬유가 많아 포만감을 유발하고, 영양소 흡수를 방해할 수 있다"라며, "되도록 흰쌀밥을 먹고, 설사 증상이 있으면 채소는 조금만 먹는 것이 좋다"라고 말했다.

암 치료 후 체중이 치료 전과 비교해서 줄었다면 당분간 고열량식을 유지한다. 여기에 환자에 따라 의사와 상의해서 식이를 조금씩 조절하면 좋다. 예를 들어 위암 절제 수술을 했다면 한 번에 많이 먹기 어렵다. 따라서 세 끼의 식사를 다섯 끼나 여섯 끼로 나눠서 먹는다. 식도암 절제 수술을 했다면 특히 저녁에 과식을 피하고, 먹고 난 후에는 조금 걷는 것이 좋다. 암이 없는 상태에서 예방하는 방법은 평소에 흔히 '건강식'이라고 알려진 잡곡밥과 채소를 가까이하는 것이다. 뿌리채소보다 항암효과가 큰 잎채소가 더 좋다. 포도나 토마토 같은 과일도 좋으며, 닭가슴살, 가금류 및 콩류를 가까이하고, 직화 스테이크나 훈제 햄은 피한다. 굽거나 훈제할 때 고기가 타면서 발암물질이 나올 수 있기 때문이다. 한 잔의 술이라도 암 발생률을 높이므로 금주를 실천하고, 과도한 열량섭취는 비만을 유발하므로 피한다.

건강을 추구하는 사람들은 항상 먹거리를 고민하고 있다. 식생활은 개인마다, 환경마다 모두 다르기에 거대한 생명체인 지구 위에 사는 생물과 인간이 최적의 생존 조건을 유지할 수 있도록 온실가스의 주범인 육식 대신 채식을 장려하고, 병든 지구를 치유할 수 있는 다양한 환경 보호 방식들을 연구하며 체계화시켜야 한다.

2. 생태 위기와 지구환경

브리태니커 백과사전에서 정의하는 건강의 개념은 '사람이 주위 환경에 계속 잘 대처해 나갈 수 있는 신체적·감정적·정신적·사회적 능력의 정도'이며, 이러한 일반적인 건강의 정의에 더해 '환경적 변화'를 고려해야 한다고 한다.

이는 인간을 둘러싸고 있는 환경의 변화에 따라 인간의 육체와 정신의 건강이 좌우되기 때문이다. 전일적 관점에서 인간은 하나의 생명체인 지구와 밀접한 연관성을 가지고 있으며, 생태환경의 급속한 파괴는 더 이상 인간의 건강과 무관하다고 할 수 없는 지경에 와 있다. 따라서 인간의 건강이 '보이는 육체(肉體)와 보이지 않는 영체(靈體 : 감정, 마음, 정신을 포함), 이들을 연결하며 그 안에 흐르는 기운(氣運), 그리고 인간의 존재를 둘러싸고 있는 모든 환경적 요소(가정적·사회적·생태적·영적)를 고려했을 때 가능함'을 밝히고, 생태환경의 치유를 위해 '채식할 것'을 권장한다.

UN 기후변화위원회에서는 "온난화 문제에 제대로 대처하지 않는다면, 2050년경 지구 생물종의 20~30%가, 2080년경에는 80%가 사라질 것이며, 지구온난화를 방치한다면 금세기 말까지 기온이 6도 상승할 것이다"라고 했다.

축산업은 전 세계 모든 교통수단을 합친 것의 3배 이상의 온실가스를 방출(아산화질소 65%-CO_2의 296배, 메탄가스 37%-CO_2의 23배)하며, 소 1kg 생산에 36.4kg의 CO_2가 발생한다(유럽산 자동차가 250km를 갈 때의 방출량). 가축 분뇨 해양 투기로 전 세계에는 300여 곳의 죽음의 바다가 발생(심각한 수질오염의 주요인)했고, 지구 전체 농토의 2/3를 가축이 차지(아마존 열대우림 70% 벌목)한다. 미국에서 생산된 곡물의 70%(세계 총생산 곡물의 37%), 미국 물 소비량의 50%(밀 재배의 50배 이상의 물 필요)를 차지한다.

대한민국은 신생아의 30% 이상이 아토피 질환을 가지고 있으며, 소 아비만은 30% 초과됐고, 조기 초경, 조숙증(발육이 좋아지는 것이 아니라 노화가 빨라지는 것), 조기 폐경 등은 성장촉진제, 항생제, 방부제, 안정제, 수분 증발 억제제 등으로 뒤범벅된 축산물 가공품에 의한 것이다.

미국 로달 연구소(Rodale Institute)의 유기농법 연구 결과에서 유기농 토양은 화석 연료의 사용을 최소화할 뿐만 아니라 대기 중 이산화탄소를 토양에 저장함으로써 대기 중 이산화탄소량도 감소시킨다고 보고했다. 또 유기농법을 지구의 35억 에이커 농경지에 시행하면 40%의 이산화탄소가 흡수될 것이라고 밝혔다.

한 농부는 1년 동안 곡식, 채소, 과일, 견과류로 1헥타르당 30인의 사람을 먹일 수 있다. 같은 크기의 농경지에서 계란, 우유 또는 육류를 생산했을 때 먹일 수 있는 사람은 5~10인뿐이다.[104]

"기후 변화의 주된 해결책은 채식입니다. 육식 산업은 엄청난 규모의 CO_2를 배출하고, 대부분 토지와 수자원 고갈, 산림 벌채의 주원인입니다. 육식 소비를 줄인다면 우리뿐만 아니라 지구도 건강해질 것입니다. 육식을 줄이는 것은 전 세계 국가에 막대한 이로움을 줄 것입니다. 저는 여러분이 채식인이 되어 환경을 보호하고, 지구를 구해 달라고 말씀드립니다."

– IPCC 의장 라젠드라(Rajendra) 박사[105]

"환경 문제를 이야기할 때 식품 선택을 바꾸지 않으면 아무 소용이 없습니다. 육식을 위해 산림을 파괴시키고, 축산업으로 물을 오염시키며, 일해서 번 돈을 병원에 모두 갖다 바치게 하는 질병을 만드는 것도 육식 위주의 식생활 때문입니다. 채식은 자신과 지구를 살리기 위한 최우선적 선택입니다."

– 인도 환경부 장관을 지낸 마네카 간디(Maneka Gandhi) 여사

이처럼 지구온난화로 인해 환경파괴 상황에 이르렀기에 그 결과로써 우리가 감지할 수 있는 것은 현대문명이 뿌리 깊은 만성적 자멸에 직면

하고 있다는 사실이다. 여기에는 많은 아시아권 국가와 강대국인 미국, 소련, 캐나다, 아프리카 남미 등 세계적으로 많은 나라가 포함된다. 미래의 잠재적인 멸망 위협 및 인류의 무능력은 핵무기의 축적 때문에 제기되는 위험에서 공생·공존할 수 있도록 해야 한다. 모든 인류에게 남겨진 시간은 대단히 짧다고 하며, 이에 따른 결정적인 붕괴도 길어봐야 50년 이내에 온다고 추측하는데, 인류 발생 후 가장 심각한 위기가 될 것이다.

더불어 암에 관한 문제는 우리에게 건강 및 질환에 관한 현재 우리의 이해를 심각하게 재고해볼 수 있는 기회를 제공하며, 이를 통해 우리의 생활방식과 먹거리에 관해 직면한 문제가 심각하다는 것을 재조명해야 한다는 것이다.

"무엇을 먹느냐 하는 것만큼 중요한 것은 언제, 어떻게 먹느냐 하는 것이다."

– 닥터 벅슨(Dr. Berkson)

"우리가 필요로 하는 식생활은 개인마다 다르므로 자신에게 맞는 이상적인 식생활을 찾기 위해서는 자신만의 생화학적인 개인적 특성을 알아볼 필요가 있다."

– 닥터 레빈(Dr. Levin)

"우유는 당뇨병과 난소암, 백내장, 철분 결핍증, 그리고 유아와 성인
들의 알레르기를 유발할 수 있다."

－ 책임 의료를 위한 의사회(PCRM, Physicians Committee for Responsible Medicine)

3. 식탁에서의 건강 비밀

매일 먹는 음식의 비밀을 아는 사람은 많지 않을 것이다. 무농약으로
직접 농사지은 신선한 야채와 여러 곡물이 혼합된 잡곡밥으로 식사하
면서 탄산음료를 마음껏 먹는 식사법은 웰빙 음식의 의미가 없다. 넘쳐
나는 음식물의 유통 과정 중에서 발생하는 변질 우려 또한 먹거리의 안
전성을 위협하는 요소다. 인스턴트나 가공식품 첨가물에 대해 매번 보
도되는데도 불구하고, 우리는 늘 수입 밀가루와 식품첨가물의 늪지대
를 벗어나지 못하는 현실이다.

특히 여름철에는 냉장고가 없으면 하루도 버티기 힘들 정도로 모든
음식을 저장해놓고 먹기에 냉장고는 필수 도구가 되어버렸다. 시원한
얼음물과 음료수, 과일 등을 이가 시리도록 차갑게 해서 마시고 먹어야
시원한 여름을 지낼 수 있다고 생각하니 장부가 편할 리 없다.

식습관도 문명이 발달함에 따라 바뀌어 요즘은 냉방병이 많은 사람
을 고통스럽게 한다. 차가운 음식이 장에 들어가면 장내 모세혈관이 수
축되고, 대사 기능의 저하가 일어나므로 장염을 일으키며, 체내 에너지
를 저하시킨다. 근간에 이르러 다양한 식품의 수요가 많아졌고, 식품산
업이 큰 축으로 발전하며, 국가경쟁력을 키우는 데는 일조했지만, 화

학적인 식품첨가물의 과다 사용으로 인해 과거에 없던 질병들이 많아졌다.

우리나라는 1962년 6월 12일 식품위생법이 공포됐으며, 217종의 식품첨가물이 지정되어 오늘날에 이르렀다.

오래전부터 식탁에 자주 오르는 햄, 맛살, 소시지, 어묵 등에 많이 들어 있는 '아질산나트륨'은 외형이 좋아 보이게 하려고 육류 가공식품에 많이 들어가는데, 문제는 고기의 단백질과 결합하면 '니트로 조아민'이라는 발암물질이 되어 빈혈, 구토, 호흡 기능 장애를 유발시킨다. 방부제 역할을 하는 '소르빈산칼륨'은 음식을 오랫동안 썩지 않게 보관할 수 있는데, 거의 모든 가공식품에 사용되는 식품첨가물이다. 국내에 유통되는 식품 일부에는 '무방부제'라고 표기한 것을 볼 수 있다. 그러나 소비자들은 진정한 의미의 무방부제를 원하고 있다.

수입 밀가루는 대량 생산을 해야 하기에 포스트 하비스트 화학약품을 사용한다. 《먹지 마, 위험해》를 출판한 일본 자손기금에 의하면, 미국 수입 밀이 가장 살충제가 많고, 그다음이 호주, 캐나다 순이라고 한다. 밀가루를 검사한 결과 신경독성이 있는 두 종류의 살충제를 검출했다고 한다. 빵, 만두, 과자, 스파게티, 우동 등 감칠맛 나는 음식들 때문에 환자는 더욱 늘어만 간다. 요즘은 '중국 음식점 증후군(Chinese Restaurant Syndrome)'이라는 말이 있을 정도로, 화학조미료인 MSG(글루탐산 나트륨) 증상이 심각하다. 글루탐산은 흥분성 신경전달물질로서 유아들이 섭취하면, 극소량으로도 신장에서 칼슘의 흡수를 막고, 뇌하수체에도 영향을 끼친다.

육류 발색제인 아질산나트륨은 WHO(세계보건기구)에서 어린이용 식품에 사용하지 못하게 했지만, 버젓이 첨가물로 넣고 있다. 2급 아민과 아질산염이 반응하면 나이트로소아민이 생성되기 때문에 빈혈, 급성 구토, 의식불명 등을 일으킬 수 있다. 크래커, 수프, 쇼트닝, 쥬스 등에 들어가는 부틸히드록 시아니졸(BHA), 부틸 히드록시 톨류엔(BHT) 등은 지방의 산화 방지를 막아주는데, 콜레스테롤 상승, 유전자 손상, 발암성 유발, 흰쥐의 실험에서 체중 저하 등 많은 부작용이 있다.

빵이나 과자를 부풀리는 팽창제도 카드뮴이나 납 중독 부작용이 우려된다고 한다. 화학조미료인 L 글루탐산, L 글루탐산나트륨은 다시마, 혼합조미료, 통조림, 음료수, 캐러멜 등에 들어 있으며, 현기증, 손발 저림을 유발시킨다. 그 밖에 구연산, DL-사과산으로 쓰이는 산미료, 규소수지, 미리스트산으로 쓰이는 소포제, 서로 혼합되지 않는 두 종류의 액체를 안정적으로 혼합시킬 때 쓰이는 유화제, 분말 비타민A, 지방산 에스테르, 염산염을 첨가해 영양소를 강화할 목적으로 쓰는 강화제, 육고기나 어육을 가공할 때 결착성을 높이고 식감을 향상시키며, 식품의 탄력성과 보수성을 위한 품질개량제(산성피로인산나트륨), 피로 인산칼륨, 폴리인산나트륨이 첨가된다. 먹음직스럽게 보이기 위해 착색제인 타르 색소도 첨가하는데 과자류, 소시지, 치즈, 캔디, 버터, 아이스크림 등 거의 모든 가공품에 들어간다.

안심할 수 없는 먹거리에 노출될수록 어린이들의 면역체계가 약해지므로 아토피, 알레르기는 '현재 진행형'인 셈이다. 옥수수 가루나 전분,

대두 등 '국산'이 아닌 것은 거의 유전자 조작이 섞인 잡곡들인데, 아이들이 좋아하는 시중의 스낵이나 팜유, 정제유지(포화지방산), 정제당, 정제염 등이 있다.

10여 년 전에 보도된 자료에(〈아시아경제〉 2014년 4월 1일자) 의하면, 남해에서 양식용 김에 농약을 희석해서 1,900톤을 공급했는데, 생태계에 미치는 영향을 알아보기 위해 지름 12㎝, 높이 14㎝의 원통형 수조에 금붕어 2마리를 넣은 뒤 어민들이 사용했던 농약 30㏄ 정도를 수조에 부어서 '수조실험'을 한 결과, 20분 이내에 금붕어가 피를 토하며 죽었다고 한다. 현재 바다에서는 수중생태환경과 해상오염의 방지 및 보전을 위해 '김 활성 처리제' 외에 농약 등 유독 물질의 사용이 제한되고 있지만, 이를 위반한 업체들이 적발됐다. 시중에 즐비한 김밥 체인점 또는 단체급식소, 가정 등 김은 수없이 많은 곳에서 사계절 내내 안심하고 먹을 수 있는 식품이어야 하지만 안타까운 현실이다.

그리고 잊을만 하면 보도되는 단체 급식 사고와 파라핀 아이스크림, 최근에는 일본의 후쿠시마 원전사고, 조류 인플루엔자, 중국에서 온 수입 불량식품 등이 먹거리의 안전성을 위협해온 지 오래됐고, 식품업체의 관행이 개선의 여지가 없기에 온 국민의 먹거리가 불안한 것이다. 업체에서도 소비자들의 불만을 해소하기 위해서 체험 교실 운영, 식품 제조 과정 공개, 공식 인증기관 확인 등을 통해 안간힘을 쏟고 있다.

이처럼 많은 식품의 유해성은 비단 오늘날에만 있던 것은 아니므로 식품의 안전성에 대한 기준치와 식품안전청의 법안을 강화하고, 모두가 첨가물을 지혜롭게, 제대로 보는 안목을 키워야 할 것이다.

사실 이보다 더 중요한 것은 식생활의 패턴이 잘못되어가는 것이다. 우리 고유의 식생활 문화가 사라져버리고 대화도 없어졌으며, 가족이라는 테두리 안에서 중요한 식사 문화나 예의범절을 배웠던 시절이 없어진 지 오래다. 범람하는 온갖 인스턴트 식품 덕에 주부들은 편해졌지만, 이에 대한 대가로 가족들은 정신적으로 외롭거나 아토피가 생기고, 피가 깨끗하지 못해서 오는 혈관계 질환들이 많아졌다. 건강과 장수비결의 중요함은 역시 인간의 식습관인데 식생활 패턴이 서구화되고, 핵가족화되면서 육체적, 정신적인 피해가 늘어나며, 특히 청소년의 정신적 황폐화가 심각하다.

따라서 옛날의 식탁 문화를 되살려야 하며, 음식의 양적, 질적 건강도 중요하지만, 마음의 영양가가 높은 식사 문화로 적절히 균형을 맞추는 분위기가 되어야 한다. 물론 쉽지 않은 환경조건이지만 국민 전체의 건강에 꼭 필요한 사항이며, 개개인이 알게 모르게 먹는 식품의 허와 실을 꼼꼼히 따져야 할 일이다.

발전된 현대의학 문명 속에서 왜 이렇게 아픈 사람들이 많은 것인지가 모두의 관심사이고 화두인데, 속 시원한 대책이나 해결점이 없는 것이 사실이다. 질병과의 투쟁이 시작된 것은 인류의 역사가 시작됐을 때부터다. 페스트가 유행하던 6세기에 유라시아 인구의 4분의 1에 해당하는 사람들이 희생됐고, 이후에는 병원균의 내성과 싸웠으며, 미생물에 대해 무지했던 시대를 거쳐 19세기 말에 다시 미생물과의 사투를 벌여야 했다. 그러나 모든 병의 원인은 미생물이나 세균뿐만이 아니다.

현대인들이 잘못된 식습관은 물론 정제 또는 가공된 식품의 편리성 때문에 영양 불균형 상태가 넘쳐나는 식품을 그저 쉽고 편안한 상태로만 섭취하려고 하기 때문이다. 특히 기호식품이나 영양성분이 과다한 식품이 많이 소비되는 기이한 현상이 국민의 건강을 반증하는 것이다. 몸이 건강하지 못하다는 것은 질병에 노출된 것만을 의미하는 것은 아니며, 남녀노소를 불문하고 불편함을 호소하기에 이르렀다. 다양한 요인들과 문명의 발달이 안겨준 너무나 큰 지구상의 숙제인 것 같다. 어린이는 어린이대로, 노인은 노인대로 각 연령층의 유병률은 높아지고 암 환자, 난치성 질환들도 증가하는 추세다.

유전적인 요인, 환경오염, 불의의 사고, 천재지변도 인간이 피해갈 수 없는 건강을 저해하는 요소이므로 주의해야 하고, 건강 증진 차원의 정보교육이나 검진을 통해서 스스로를 지켜야 할 것이다. 사람들은 건강해지기 위해 운동도 열심히 하고 질 좋은 식품을 선택해서 먹는다고 하지만, 대부분의 사람들은 반 건강인 상태로 삶을 살아간다.

운동, 수면, 배변, 식습관 등이 중요한 요소라면 필수 불가결한 덕목이 있다. 그것은 각자 가지고 있는 바른 마음을 잘 쓰는 법(용심법 : 用心法)인데, 예로부터 병은 '마음으로부터 온다'라고 했다. 물질문명이 발달하면 할수록 인간은 정신이 황폐해지기 때문에 아무리 좋은 음식과 보약을 먹어도 소용이 없고, 오히려 반작용으로 나타날 것이다.

흔히 6장 6부 중에서 쓰임만 있는 무형의 장기인 '심포'를 따로 떼어서 '5장 6부'라고 지칭해왔으며, '심포에 병 들었다'라는 말로 표현하기도 하고, 누군가 심술궂게 행동하면 '놀부의 심보 같다'라고 표현했다.

먹은 음식이 그대로 그 사람을 만들어내는 것은 자연의 순리지만 어떤 생각으로 먹느냐에 따라 독이 될 수도 있고, 최상의 흡수되기 쉬운 형태의 영양물질로 전환되어 피와 살이 될 수도 있다. 인간은 누구나 살면서 길흉화복을 겪게 된다. 6장 6부가 감정에 따라 먹은 음식을 소화해낸다는 사실은 매우 중요하다. 화를 내는 감정은 간을 상하게 하고, 너무 기뻐하면 심장, 너무 깊은 생각에 빠지면 비장, 슬픈 감정은 폐, 공포는 신장을 다치게 하는 오행의 속성처럼 인체의 장부는 감정과 직결되어 있음을 알 수 있다. 《황제내경》에서는 '심포는 심장을 대신해 희로애락의 정신감정을 주관하는 기관'이라고 설명하며, 나쁜 기운이 몰아칠 때 먼저 방패막이 역할을 한다고 설명했다. 따라서 심포 경맥은 임파액을 다스리며 분비되어 면역력을 키워주는 일등 공신이다.

최근 독일의 광색 침을 연구한 학자 피터 만델(Peter Mandel)의 연구에서는 "자신의 고유한 진동 주파수를 통해 색깔의 빛 방사선의 광선을 따라서 급성과 만성 질환의 완화 및 치료에 기여하고, 생물체 내에서 강력한 공명의 힘을 방출할 수 있다"라고 했다.

인체는 양자역학 이론으로 색채가 있는 염색체를 가지고, 진동이 있으므로 위에서 말하는 '심포'는 남색과 공명한다. 심포 경맥에 병이 들면 대체로 열이 상충되어 눈에 충혈이 오고, 얼굴이 화난 사람처럼 상기되어 있으며, 가슴도 두근거리고 답답한데 이럴 때 마음속의 노폐물을 비워야만 이런 증상들이 해소된다는 사실을 알아야 한다. 물론 짙은 파란색의 바닷가에서 깊은 호흡을 하면 일시적으로 기분이 나아질 듯하겠지만, 다시 일상으로 돌아오면 부질없이 온갖 피해망상이나 시기,

질투로 마음이 가득 차게 된다. 우리는 가끔 화날 때 파란 하늘을 보고 "오 하늘이시여!" 하고 외친다. 마음과 공명되는 파란색은 바다와 같은 색이다. 바다는 모든 것을 다 받아들여 줄 수 있다고 해서 '바다'다.

평소에도 사소한 것에 자주 짜증이 난다거나 가슴에 응어리진 것처럼 답답한 사람들은 파랗고 청명한 가을 하늘을 보며 자연 명상을 하면서 컬러 에너지를 듬뿍 받아본다면, 마치 우주를 전부 품어서 껴안듯이 마음 밭에 평화가 출렁일 것이다.

사람이 마음을 움직일 수 있는 마음의 문고리는 어디에 있는가 하면 바로 마음 작용을 나타내는 심포, 즉 마음 안쪽 깊은 곳에 있어서 본인이 먼저 손을 내밀며 마음을 열어줘야 밖에서 타인이 열고 자기 마음과 교류하고 싶다고 말한다. 하지만 자기 고정관념을 내세워 이와 반대 입장만 생각한다면, 그 마음의 문은 더욱 굳게 잠겨서 녹슬어질 때까지도 열리기는커녕 결국에는 형체도 없이 부스러져 돌이키지 못할 병으로 발전하게 될 것이다.

이렇게 좋지 않은 마음의 부정적인 에너지는 진동과 주파수를 갖고 있어서 부모가 그러면 자연스럽게 자녀에게도 여파가 갈 수밖에 없을 것이다. 짜증이 반복되면 언성이 높아지고, 가족 간의 불화가 빈번해질 것은 불 보듯 뻔하다. 개인이 가지고 있는 기질적 특성에 따라 다를 수는 있겠지만, 한 사람의 마음가짐과 분위기로 인해 가족 전체에 영향이 갈 수 있다.

우리는 음식이 식탁 위에 오기까지 수없이 많은 단계를 거친다는 것을 인지하고, 천지 만물에 대한 고마움, 농장을 경영하신 분과 유통해 주신 분, 집에서는 아내와 남편이 협조해 음식을 만든 수고로움을 이해 해주는 고마움으로 첫 수저를 들어야 한다. 아이들에게도 고마움의 인사말을 하도록 지도하고, 자연이 인간에게 주는 싱그러움이 얼마나 위대한지 느끼도록 해야 한다.

그래서 한 가지의 음식이든, 열 가지의 음식이든 자연과 내가 하나로 일치되는 마음으로 경건하게 생각하며, 고맙고 즐거운 마음으로 먹는다면 좋은 에너지로 거듭나게 되고, 몸의 이상 반응도 나타나지 않을 것이다.

약 17년 전부터 필자는 음식을 먹을 때마다 컬러를 의식해왔다. 형형색색 야채와 과일, 생선 등 모든 음식에 있어서 고유의 색이 있고, 이 색채들은 에너지가 있으며, 눈으로 보이지는 않지만 진동과 주파수를 가지고 있다고 생각했기 때문이다. 그래서 컬러 에너지가 지나치게 넘치거나 부족해도 인체에서는 그 반응이 즉각적으로 나타나기 때문에 질병에 걸리게 됨을 알았다. 각자 취약한 장부의 이상이나 변화에 따라 맞는 컬러의 음식을 일부러 찾아서 먹고, 일상을 그 취약한 컬러에 대해서 유념하고 생활한다면 건강에도 도움이 된다.

색채가 가지고 있는 에너지는 음식에만 국한되는 것이 아니다. 의류나 침구류, 장신구들과 심지어 보석이나 액세서리도 중요한 작용을 한다.

이렇듯 컬러는 인간 세상에 시공을 초월해서 산재해 있으므로 암 환자는 늘 자신의 감정을 조절해 활용한다면 건강에 많은 도움이 될 것이고, 음식을 만드는 재료의 구입이나 기호식품의 선택에 있어서도 참고해야 한다.

4. 암을 예방하는 식품들

평소 식단을 크게 바꾸는 것보다 개인의 식성에 맞춰서 음식을 준비하고 항암으로 인해 오심, 구토 증상이 있다면 참고해서 골고루 준비하되 자극적이지 않으면서 부드러운 음식으로 준비한다. 즉, 탄수화물, 지방, 단백질, 비타민, 기타 무기질의 영양을 골고루 갖춘 균형 잡힌 식단이 중요하다. 또한 식사 때마다 채소 반찬은 두 가지 이상 준비하고, 과일과 유제품 섭취 역시 중요하다. 식사를 할 수 없는 경우라면 과일, 채소 샐러드, 계란, 감자, 고구마 등 간식을 섭취하되 과일류와 탄수화물은 함께 먹는 것을 피하도록 한다. 무엇이 좋다고 해서 그것만 고집하는 편견을 버려야 하며, 특히 선호하는 식품만을 과도하게 섭취하다 보면 오히려 부작용이 발생할 수 있고, 잘못된 정보를 받아들여 다른 환자에게도 영향이 미칠 수 있다. 홍수 같은 식품의 정보에 많이 노출되어 있지만, 암 환자들이 음식을 건강하게 섭취하려면 현명한 판단과 이해가 필요하다.

근본적으로 완전하게 암을 퇴치하지 못하는 상황에서 최선의 방책은 암에 걸리지 않도록 예방하는 것이지만 일부 사람들만 관심을 가진다. 암 예방 효과가 있는 성분을 꾸준히 섭취해서 암 발생 자체를 억제하고, 암 성장을 지연시키는 화학적 암 예방법(chemo-prevention)이 등장하면서 관심을 모으고 있다. 서울대 약학대의 서영준 교수는 "암세포를 때려잡겠다는 전략만으로는 결코 암을 퇴치할 수 없고, 오히려 암세포가 사나워져서 걷잡을 수 없는 상황을 맞을 수도 있다"라며, "과학적인 수단을 통한 암 예방이 원천적으로 암의 고통에서 벗어나게 하며, 암 환자를 관리하고 치료하는 데 소비되는 막대한 경비를 절감하는 길"이라고 말했다.

최근에는 항암 예방 식품에 대한 의식이 크게 새로워졌다. 암 예방을 위해서는 흡연, 공해, 탄 음식, 스트레스, 비만, 운동 부족 등을 개선하고, 면역 기능 증진을 위한 생활 습관을 지녀야 한다. 1990년대부터 본격적으로 연구된 화학적 암 예방 요법으로 지금까지 수십 가지 성분이 표면 위로 등장했다. 아스피린처럼 흔히 먹는 약물을 통한 암 발생 감소 효과도 학술적으로 인정받고 있다. 서울대병원 이은봉 류머티스 내과 교수는 "항암효과가 있다고 연구된 성분들을 건강보조제 형태로 먹는 것보다는 천연 식품을 통해 섭취하는 것이 훨씬 효과가 큰 것으로 연구된다"라며, "평소 식단을 항암식품 위주로 구성하는 것이 암 발생 예방 효과를 낼 것"이라고 말했다.

영양 식이를 통해서 암세포가 스스로 죽게 만들려면 지혜로운 식생활을 실천해야 한다. 국립암센터에서 '국민 암 예방 수칙'을 통해 강조한 바에 따르면 채소와 과일을 충분히 먹고, 다채로운 식단 구성으로 균형 잡힌 식사가 되어야 하며, 짜거나 맵지 않고 탄 음식 먹지 않기를 실천에 옮겨야 한다고 했다.

암을 예방할 수 있는 식품에는 항산화 영양소(antioxidant nutrients), 식물 생리활성 물질(phytochemical) 및 식이섬유가 있다. 항산화제로는 비타민C, 비타민E, 비타민A 및 비타민A의 전구체인 카로티노이드, 셀레늄 등이 있다. 항산화제는 신체 내에 생성된 활성 산소를 제거하고, 발암물질의 작용을 억제함으로써 세포 및 DNA의 손상을 예방한다. 이 성분들은 영양보충제를 통해 섭취해도 되지만, 채소나 과일을 통해서 섭취했을 때 암을 예방하는 효과가 높아진다.

생리 활성물질은 식물성 식품에 미량으로 함유되어 있는 성분으로 파이토 케미칼이라고 지칭하며, 신체 내에서 항산화 작용, 해독작용, 면역 기능 증진, 호르몬 역할 조절 및 박테리아나 바이러스를 죽이는 작용을 한다. 이 성분들은 모든 채소나 과일, 콩류, 차류, 견과류 등에 함유되어 있다. 식물생리 활성물질의 종류로는 플라보노이드(퀘세틴, 카데킨), 페놀화합물질, 이소플라본, 설포라펜, 알릴 화합물, 리모넨, 인돌, 라그난, 사포닌 등이 있다.

식이섬유는 체내 소화효소의 부재로 인해서 소화할 수 없는 다당류로 장의 운동량을 증가시켜 변비를 예방하고, 발암물질의 장 통과 시간을 단축시키며, 발암물질의 배설을 촉진시켜 암을 예방하고 곡류, 채소, 과일 등에 함유되어 있다. 현미, 호밀, 식물의 줄기, 사과, 바나나, 감귤류, 보리, 귀리, 강낭콩 등이다.

스웨덴 카롤린스카 의과대학 연구소의 연구에 따르면, 암은 유전적인 요인보다 생활 습관 같은 후천적 요인으로 생길 가능성이 크다고 한다. 암을 예방하기 위해서는 제때 적당한 양만큼 식사하는 것이 중요하고 이를 실천에 옮기는 것이 최우선이라고 할 수 있다.

(1) 아사이베리

아사이베리는 브라질 아마존강 열대우림 지역에 서식하는 야자나무의 열매로 식품과 전통약품으로 쓰인다. 여기에는 아스파트산, 글루탐산, 항산화 물질인 안토시아닌, 프로안토시니딘 및 기타 지방산이 풍부하게 들어 있다. 항산화 물질이 풍부해서 산화 스트레스와 싸우고 만성질환의 위험을 줄여주며 콜레스테롤, 심혈관계 질환, 알레르기, 암 등을 개선시키는 보조식품으로서 각광받고 있다. 소화를 돕고, 포만감을 증진시키며, 비타민과 미네랄은 건강한 피부를 유지시켜준다. 아사이베리 속의 항산화 성분과 비타민 A·C·E·K, 무기질, 아미노산, 필수지방산은 젊고 건강한 피부를 만들어줄 뿐만 아니라, 피부 노화를 상당히 늦춰준다. 또한 아사이베리는 피부를 건강하게 해주고, 단백질 수치를 높여주는 오메가-3 지방산을 함유하고 있다. 비타민 C·E, 칼슘과 칼륨도 포함되어 있는데, 이는 월경통을 완화하고 갱년기 장애를 극복하는 데 큰 도움을 준다. 또한 60% 함량의 올레인산(오메가-9)은 단일 불포화 필수지방산으로서 몸에 해로운 저밀도(LDL) 콜레스테롤 수치를 낮추고, 몸에 이로운 고밀도(HDL) 콜레스테롤 수치는 유지시켜준다. 12% 함량의 리놀렌산(오메가-6) 역시 불포화 필수지방산으로, LDL 수치는 낮추고 HDL 수치는 유지시켜주는 것으로 알려져 있다.

미국에서 발간되는 《기능식품 뉴트라슈티컬(Neutraceutical)》에서는

'아사이베리는 항산화 물질의 일종인 안토시아닌이 적포도주에 비해 33배나 많이 함유되어 있는 것은 물론, 항산화 활성이 블루베리에 비해 7.7배 이상까지 높은 것으로 알려지고 있다'라고 전했다.

아사이베리에 다량 함유된 안토시아닌은 항염증에 탁월한 성분으로 아스피린보다 10배나 강한 소염 작용을 한다는 연구 결과가 있다. 또 안토시아닌은 강력한 항산화 작용으로 심장 질환과 뇌졸중의 위험을 줄여주며, 눈의 피로를 풀어주고, 시력 향상, 망막염 회복에 도움이 된다. 실험연구에서 아사이베리는 항염증, 항산화, 세포 사멸, 죽상 동맥 억제 등의 효과가 있었다. 또 아사이베리 다당체는 호흡기 감염에 대항하는 면역을 강하게 한다. 다만 아사이베리는 항산화 효과 때문에 몇몇 항암 화학 치료약물의 작용을 방해할 수도 있다.

(2) 브로멜라인

브로멜라인은 파인애플 줄기에서 추출한 단백질 분해 효소제다. 이것은 포스파타제, 글루코시다제, 퍼옥시다제, 셀룰라제, 에스카라제 및 프로테아제 억제제와 같은 여러 엔도펩티다제 및 화합물로 구성되어 있다. 이러한 성분들은 각종 염증 질환을 일으키는 단백질 작용을 억제하고, 단백질 분해를 촉진시켜 혈액 내 섬유소와 불순물을 분해한다. 이를 통해 염증과 부종을 감소시키며, 통증 경감에도 효능이 있는 것으로 알려져 있는데, 실험적으로도 항염증 효능이 입증됐다. 브로멜라인은 혈청 피브리노겐 농도를 줄이고, 피브린 용해를 도와주며, 화상 상처 제거 효과가 있는 것으로 나타났다. 또한 용량 의존적으로 관절통을 개선시키기도 하며, 항암효과를 나타내므로 백혈병, 육종, 폐암, 유방암 등에서 실험이 이루어졌다. 브로멜라인은 종양세포들을 이식한 쥐에게서 폐암의 성장을 억제시켰다. 폐암 환자들이 파인애플을 먹을 때 줄기를 버리지 말고 갈아서 거른 즙을 마시는 것도 권유할 만한 방법이다. 이론적으로 브로멜라인은 항응고 치료를 억제하고, 항응고 효과로 인해 출혈 위험을 증가시킬 수 있다. 또한 사이토크롬 P450 2C9(약물을 포함한 제노바이오틱스와 지방산을 포함한 내생성 화합물의 대사, 산화 작용에 의해 관여하는 효소 단백질) 발현을 억제한다. 동물 연구에서는 별개의 사이토카인 생성을 유도할 수 있으며, 항전이 효과가 있고, 혈소판 응집을 감소시켜 전이를 억제하는 것으로 나타났다.

(3) 블루베리

블루베리는 안토시아닌과 퀘르세틴과 같은 항산화 물질이 풍부하게 들어 있어 자유 라디칼에 의한 세포 손상을 줄이고 노화를 지연시킬 수 있다. 뇌 건강에도 영향을 주며, 망막 보호와 노안 예방에도 효과가 있다. 블루베리는 매우 좋은 건강식품으로서 폐암과 싸우는 뛰어난 식품 중 하나이며, 100g당 식이섬유가 바나나의 2.5배에 달한다. USDA의 연구자에 의해 실행된 실험에서는 야생 블루베리에서 스무 가지 이상의 과일 및 과실 중에서 가장 높은 활성산소 흡수 능력(ORAC) 비율이 나타났다. ORAC는 식품의 항산화 능력의 척도다. 야생 블루베리의 항산화 활성은 크랜베리, 라즈베리, 딸기, 자두, 또는 재배 블루베리보다 더 강력한 것으로 나타났다. 블루베리의 항산화제 및 항암의 힘은 안토시아닌, 비타민C, 비타민E, 및 엘라그산을 포함해 블루베리에 포함되는 특징적인 다수의 화합물에 의한 것으로 알 수 있다. 특히 안토시아닌은 로돕신의 재합성을 촉진하는 기능을 한다.

안토시아닌의 효과는 식후 4시간 이내에 나타나 24시간 안에 사라지기 때문에 한꺼번에 많은 양을 먹기보다는 장기간 먹는 것이 좋다. 하루에 20~30개(40~80g)를 3개월 이상 꾸준하게 먹는 것이 효과적이다. 껍질에 안토시아닌이 많이 함유되어 있어서 껍질까지 먹어야 효과가 크다.

블루베리를 고를 때는 오래 씻지 않고 먹을 수 있는 유기농이나 청정지역에서 재배된 것을 고르는 것이 좋고, 저장성이 짧기에 저온에서 보관하는 것도 중요하다. 수용성 색소인 안토시아닌은 오래 씻어내면 물에 녹기 때문에 씻을 때 유의한다. 블루베리 색은 붉은빛보다 푸르스름한 검은색을 띠는 것을 고르고, 과실 표면이 탱글탱글한 것을 먹어야 한다. 과실 표면에 주름이 있으면 수확 후 시간이 많이 흐른 것이다. 과도하게 익은 것은 물기가 많으므로 물기가 많은 것도 피하는 게 좋다. 열매 꼭지 부분에 곰팡이가 피지 않았는지도 주의해서 섭취한다.

(4) 양배추

양배추는 일반적으로 암에 대해 감수성이 있는 개체들의 보호를 돕는다. 양배추에는 양질의 칼슘, 마그네슘과 칼륨이 풍부하게 들어 있으며, 필수 미네랄은 뼈가 약화되는 것을 방지해준다. 또 뼈와 칼슘이 결합할 수 있도록 돕는 비타민K가 풍부해 골다공증 예방에 아주 좋다. 양배추를 얇게 자르거나, 다지거나, 씹을 때 형성되는 항암 화합물인 글루코시놀레이츠와 연결된다. 이는 DNA 손상과 세포의 돌연변이 양을 제한할 수 있을 뿐 아니라 프로그램된 세포사멸을 방지하고, 조절되지 않는 세포 성장을 촉진하는 과정을 억제할 수 있다. 양배추는 항암을 위해 짧게 조리되거나 날것으로 소비되어야 한다. 요리 과정에서 글루코시놀레이츠 생산을 담당하는 효소를 변성시키기 때문이다. 또한 유기농 양배추를 구입하는 것이 좋은데, 이는 유기재배 농산물의 경우 일반적으로 생산되는 제품보다 글루코시놀레이츠의 양이 상당히 많이 포함되는 것으로 나타났기 때문이다.

(5) 루이보스 차

남아프리카에 서식하는 루이보스 잎을 말려서 만들어진 루이보스 차는 항염증 성분으로 두통, 천식, 불면증 등의 증상이 없어지도록 면역력을 향상시킨다. 또한 잠을 잘 자게 해주고 원활한 소화를 도와주며 칼슘, 마그네슘 등 미네랄과 단백질이 다량으로 함유되어 있다. 또한 루이보스 차는 피부미용에도 인기가 높은데, 이는 항산화 물질이 풍부하기 때문이다. 특히 폴리페놀, 아스파라긴, 노도파긴 등의 항산화 물질이 많이 들어 있는 반면, 카페인은 적게 들어 있다. 녹차나 홍차의 주요 플라보노이드인 카테킨은 포함하지 않는다. 실험적으로 루이보스 차는 면역 기능을 조절할 수 있고, 항염증 효과를 보이며, 산화 스트레스를 막고, 2형 당뇨와 관련된 증상을 완화시키는 역할을 한다. 동물 실험에서도 염색체 이상 및 암 돌연변이를 방어하는 것을 확인할 수 있었다.

루이보스 차를 외용제로 사용할 경우 지질 과산화를 보호하고 화학물질로 유도된 암의 증식을 억제한다. 이와 더불어 방사선으로 유발된 손상을 보호하는 효과가 있다. 루이보스 차에 함유된 알파하이드록시산과 아연은 피부에 아주 좋은 영향을 미치며, 염증, 홍반, 여드름 및 주름을 줄여 피부가 건강하고 젊어지게 한다. 아연 외에도 칼슘, 구리, 칼륨이 함유되어 있어서 모발을 튼튼하게 강화해주고 모발 성장을 촉진한다. 그리고 죽은 피부 세포를 제거해 탈모를 예방하며, 필수 미네랄 외에 유기화학 물질인 폴리페놀을 제공해 천연 항바이러스, 항박테리아, 항돌연변이를 유발함으로써 면역체계를 강화할 수 있다. 단, 루이보스 차는 여성호르몬인 에스트로겐과 유사한 효능이 있으므로 호르몬에 민감한 암 환자들은 주의해야 한다.

(6) 양파

양파는 항암, 항균, 항박테리아, 항염 기능이 있는 바이오플라보노이드의 일종인 퀘르세틴이 함유된 가장 좋은 음식 재료 중 하나다. 한 연구에 따르면, 양파 속 퀘르세틴은 혈관 벽의 손상을 막고 건강에 나쁜 콜레스테롤(LDL) 농도를 낮추며, 혈압 수치도 낮춰준다. 양파에서 톡 쏘는 맛을 느끼게 해주는 유화아릴은 혈전이 생기지 않도록 하고, 동맥경화를 막으며, 혈관을 확장시키는 데 도움을 준다. 알리신은 유해균의 증식을 억제하고, 혈당수치를 감소시킨다. 또한 혈소판이 엉기는 것을 방지하고, 혈관 내의 섬유소 용해 작용을 도와주기 때문에 혈전이나 뇌졸중 위험을 감소시키는 데 도움을 준다. 양파 껍질에는 항산화 성분인

'플라보노이드'가 껍질 속 알맹이보다 30~40배가량 많다. 활성 산소를 제거하는 플라보노이드는 세포 노화를 막으므로 노인성 치매와 파킨슨병 등 뇌 질환 예방을 위해 먹는다. 이와 더불어 항염증 기능이 있어 혈관 내 염증 반응을 줄이는 데도 도움이 된다. 양파 껍질 속 항산화 성분인 '퀘르세틴'의 경우 혈중 콜레스테롤 농도를 낮추고 혈액순환을 개선하는 역할을 한다.

양파는 썬 직후 조리하기보다 실온에 15~30분 정도 놔둔 후에 조리하는 것이 좋다. 양파가 산소와 접촉하면 양파의 매운 성분인 황화합물이 체내에 유익한 효소로 변하기 때문이다. 이는 신진대사를 활발하게 하고, 혈전을 예방하는 데 도움을 준다. 양파에 들어 있는 기능성 물질은 열에 강해 끓이거나 튀겨도 손실이 크지 않아 다양한 요리에 활용할 수 있다. 하루에 양파 반쪽을 섭취하는 것은 위암 위험을 50%나 감소시킬 수 있다고 한다. 양파는 가급적 날것으로 먹는 것이 좋은데, 소화 흡수를 돕고, 세포에 새로운 영양분을 공급하도록 도와주는 효소가 날것에 들어 있기 때문이다. 만약 열을 가하게 되면, 이 효소가 파괴되어버린다. 양파 껍질을 요리에 사용할 때는 갈색 겉껍질뿐 아니라 살짝 색이 비치는 두 번째 껍질까지 사용하면 좋다. 파 뿌리와 마찬가지로 국물 요리를 할 때 양파를 껍질째 넣어 육수를 만들어 먹으면, 양파 껍질의 건강 효과를 볼 수 있다. 물에 끓여도 영양소가 파괴되지 않기 때문이다.

(7) 고구마

고구마는 인간에게 알려진 가장 오래된 채소 중 하나다. 또한 가장 영양가 높은 채소 중 하나이며, 결장암으로부터 보호해줄 수 있는 다량의 영양소를 함유하고 있다. 고구마에 들어 있는 전분은 익으면 맛이 좋으며, 섬유질이 풍부하고 하얀 진액 형태의 수지 배당체가 들어 있어 변비 개선, 콜레스테롤 배설, 대장암 예방 작용도 해준다. 또 칼륨이 많아 고혈압 개선에도 효과가 있으며, 껍질에는 칼슘이 많이 들어 있어서 가능하면 깨끗이 씻어 껍질째 먹는 것이 좋다. 핑크, 오렌지, 노란색의 고구마는 최고의 베타카로틴 덩어리다(색이 진할수록 베타카로틴의 양이 많다). 고구마에는 비타민C, 비타민B6와 식이섬유도 풍부하다. 예비 연구에 따르면, 고구마는 유의한 항산화 효과를 가지고 있는 특수한 근원 단백질도 함유하고 있다. 꼭 유기농이 아니더라도 고구마에는 살충제가 적게 들어 있다.

고구마는 섬유질이 풍부하고 변비를 예방하는 데 도움을 준다. 실제로 2017년《건강과 질병에 대한 기능성 식품(Functional Foods in Health and Disease)》에 발표된 연구 결과에 따르면, 고구마 소비는 유익한 장내 세균의 개선과도 관련 있는 것으로 나타났다. 격렬한 운동 후에 경련이 일어나는 것을 막고 싶다면, 단백질바 대신 고구마를 먹는 것도 좋은 방법이다. 영양사 세디비(Sedivy)는 "고구마의 칼로리는 감자와 동일하지만, 섬유질과 항산화 물질, 풍부한 칼륨이 들어 있다"라며, "실제로 바나나에서 발견되는 칼륨의 2배를 함유하고 있다"라고 말했다. 따라서 칼륨 결핍과 관련된 경련 위험을 줄이는 데 도움이 될 것이다. 또한 세디비는 "고구마는 비타민A와 비타민C가 풍부해 시력 건강에 도움을 준다"라고 말했다. 실제로 미국 안과학회가 실시한 연구 결과에 따르면, 고구마와 같은 음식에서 발견된 베타카로틴은 야맹증과 주변 시력 상실을 일으킬 수 있는 망막 색소증 환자의 시력 저하율을 감소시켰다. Oregon Dietitian의 설립자 버드(Bird)는 "고구마는 비타민A가 매우 풍부할 뿐만 아니라 비타민C도 풍부하다"라며, "이는 모두 면역체계를 강화하고 감염을 예방하는 데 도움을 준다"라고 말했다. 또한 "비타민A 결핍은 면역력 저하, 특히 혈당수치와 호흡기 감염과 관련이 있다"라고 덧붙였다. 영양사 클레런드(Cleland)는 "고구마에는 섬유질이 풍부해서 LDL 콜레스테롤을 낮추는 데 도움을 줄 수 있다"라고 말했다. LDL 콜레스테롤은 나쁜 콜레스테롤로 분류되며, 혈관에 각종 염증 반응을 일으킨다. 높은 콜레스테롤을 낮추고 싶다면, 고구마를 필수적으로 먹는 것도 좋은 방법이다. 뉴욕의 〈영양을 위하여(To the Pointe Nutrition)〉라는 회사의 영양사이자 대표인 레이첼 파인(Rachel Fine)은 "고구마는 탄수화물과 수용성 식이섬유의 훌륭한 공급원이다"라고 강조했다. 수용성 식이섬유는 소화 속도를 늦추는 데 도움이 되어 인슐린과 체내 지방 용해 물질인 렙틴의 꾸준한 분비를 촉진할 뿐 아니라 식사 중에 배부른 느낌을 촉진해서 자연스럽게 음식 섭취량을 조절할 수 있도록 도와준다.[106]

(8) 비트

대표적인 효능은 두뇌 건강, 콜레스테롤 개선, 항암작용, 운동능력

개선, 소염작용이 있다. 안토시아닌과 베타인이라는 성분은 알카로이드 성분으로, 세포 손상을 억제하며 항산화 작용을 해서 암 예방과 염증 완화 효과가 있다. 붉은 비트를 섭취하는 것은 결장암의 위험을 줄여주는 아주 좋은 방법이다. 비트에 풍부한 식이섬유는 대변이 장에 덜 머무르게 해주는데, 이는 결장이 잠재적인 발암물질에 노출되는 것을 막아준다. 비트에 들어 있는 철분은 적혈구 생성 및 혈액 조절에 효능이 있어 빈혈 예방에 도움을 준다. 또한 비트에 함유된 베타인 성분은 항산화 효능이 있어 간세포 활성화 및 보호 효과 덕분에 간의 해독작용을 돕고, 지방간 생성을 억제해주며, 간 기능의 전반적인 향상 효과를 기대할 수 있다.

비트의 푸른 잎사귀 부분은 식이섬유를 많이 함유하므로 버리지 말고 시금치처럼 요리하면 좋다. 또한 몇몇 연구에 따르면 비트가 보랏빛을 내게 하는 베타시아닌은 항암작용, 특히 결장암에 매우 효과적이다. 비트는 비타민A, 칼륨, 섬유소질, 베타시아닌이 풍부해서 혈압 예방 효과가 뛰어나지만, 이로 인해 저혈압을 겪고 있는 사람들은 다량 섭취를 피해야 한다. 비트의 항암 작용을 최대화하려면 살짝만 데치는 것이 좋은데, 연구에 따르면 비트의 항암 작용은 열에 닿으면 감소하기 때문이다.

(9) 당근

당근에는 베타카로틴이라는 강력한 항산화제가 들어 있어서 암을 억제하는 효과가 있다. 채소 중에서 비타민A를 가장 많이 함유하고 있는

데, 이는 눈의 건강을 유지하는 데 필수적인 영양소다. 또한 특히 식도암에 효과적이며, 비타민C도 다량 함유되어 있어서 면역세포의 활동을 촉진시키고, 감염에 대한 몸의 저항력을 높인다.

많은 사람이 당근이 눈에 좋은 것은 알고 있지만, 항암에도 매우 좋다는 사실은 잘 모른다. 당근에는 결장암의 발생을 막아주는 카로타톡신이 들어 있다. 연구에 따르면 당근(혹은 카로타톡신)을 투여한 쥐의 전암성 손상이 대조군에 비해 훨씬 작다고 한다. 또한 당근(혹은 카로타톡신)을 투여한 쥐에게서는 본격적인 암으로의 성장 확률이 줄어든다고 한다. 최대한의 카로타톡신을 얻기 위해서는 당근을 생으로 먹거나 찌는 것이 제일 좋은데, 먼저 통으로 삶거나 찌고 나중에 자르는 것이 좋다. 한 연구에 따르면, 자르기 전에 삶은 당근은 삶기 전에 자른 당근보다 25% 더 많은 카로타톡신을 함유한다고 한다.

(10) 올리브 잎

전통의학에서는 올리브 잎이 오랫동안 염증, 감기, 칸디다증, 요로감염, 대상포진, 변비, 알레르기, 만성피로, 관절염 같은 질병의 치료 및 예방에 사용됐다. 올리브의 신선한 잎 또는 마른 잎이 사용되며, 잎과 추출물은 감염, 염증, 당뇨, 고혈압을 치료하기 위해 쓰인다. 올리브 잎의 주요 성분인 올레유로페인은 항산화 효능이 있다. 또한 혈당 저하 효과, 항균, 항바이러스, 항암 효능이 있다. 동물 실험에서는 항부정맥, 진경, 이뇨, 항고혈압, 진통, 콜레스테롤 수치 저하 등의 효능도 나타났다. 소규모 임상연구에서는 고혈압 환자의 혈압을 줄이는 데 올리브 잎 추출액이 효용성을 나타냈다. 항암효능에 대해서는 세포 분화를 촉진시키고, 백혈병 세포에서 세포사멸을 나타냈다. 자궁경부암 세포에서 올리브 잎 추출물이 항암효과를 발휘하고, 분자 기전을 밝혀주며, 시스플라틴(항암제)의 화학성을 완화시킬 수 있음이 입증됐다.[107]

(11) 아스파라거스

아스파라거스에는 아미노산이 풍부하게 들어 있어 숙취 해소에 좋고, 최근에는 비타민, 미네랄 등의 영양성분이 주목받으며 항암효과까지 있는 좋은 식품으로 알려졌다. 아스파라거스는 최근 항산화의 제왕이라고 불리는 '글루타치온'을 공급하는 최고의 음식 원료다. 글루타치온은 다양한 기능을 가지고 유방암의 위험을 줄이는 데 기여한다. 예를 들어 활성 산소로부터의 손상을 막아주고, 발암물질을 포함한 외부 인자들을 해독시키며, 림프구 등에 영향을 미쳐 면역 시스템을 강화한다. 글루타치온과 각종 항산화 물질은 활성산소가 일으키는 세포 변이에 대응한다. 더욱이 아스파라거스는 비타민C와 베타카로틴을 함유한다. 특히 아스파라거스는 농약이나 살충제를 거의 사용하지 않아도 재배가 가능한 식물이다.

(12) 호두

호두의 영양소를 찾아보면, 지방과 열량이 높다는 것을 알 수 있다. 하지만 호두를 적절하게 먹는 것은 대장암, 유방암의 위험을 줄일 수 있다. 엘라직산 성분은 암의 발생과 전이를 억제하는 효과가 있으며,

호두의 페놀 화합물과 항산화 성분은 암세포의 발달 속도를 늦춰주는 효과가 있다. 호두에는 오메가-3 지방산, 항산화 물질, 식물성 스테롤이 풍부하게 들어 있으며, 이는 모두 유방암의 위험도를 줄여주는 물질이다. 호두는 그 자체로 먹어도 좋지만, 요거트나 샐러드에 추가해서 먹는 것도 유방암을 예방하는 좋은 방법이다.

(13) 김치

김치는 재료 자체가 마늘과 생강, 파 등 주로 항암식품이고, 발효로 생긴 유산균은 대장암 예방에 효과적이다. 정제염보다는 천일염이나 죽염으로 김치를 담갔을 때, 그리고 저온에서 발효했을 때 상대적으로 효과가 좋아서 소화 기능을 튼튼하게 해주고 위와 장을 깨끗하게 해준다. 암세포를 억제하는 효능이 있어서 간암, 대장암, 폐암, 위암 등에 효과적이다. 가바라는 성분이 있어서 뇌의 기능을 촉진시키고 집중력을 높여준다. 김치의 발효 유산균은 아토피, 각종 피부염, 가려움을 개선해주는 효과가 있다. 철분 흡수도 쉽게 되어 페라틴 수치를 높여주고 현기증을 해결하는 데 도움을 준다. 그 밖에 각종 성인병 질환도 예방한다는 많은 연구 결과가 있다.

(14) 고추

고추의 매운 성분인 캡사이신이 헬리코박터균의 증식을 억제해서 결과적으로 위암 예방에 좋다는 연구 결과가 있다. 최근에는 이 물질의 항산화 작용이나 염증 억제 효과도 발표된 바가 있다. 멕시코 등 라틴 아메리카 국가들의 매운 고추 섭취량이 많지만, 위암 빈도는 다른 남방 민족들에 비해 상대적으로 적은 것도 무관하지 않다. 고추에는 항산화 작용을 하는 비타민C와 카로티노이드, 플라보노이드 등이 함유되어 있다. 이는 세포 손상을 예방하고, 면역력을 강화하는 데 도움을 줄 수 있다. 항염 작용을 하는 카페인산, 퀴네트산 등이 함유되어 있으며, 염증을 예방하고, 질환 예방에 도움을 줄 수 있다. 항균 작용을 하는 카프사이신 등이 함유되어 있어서 감염 예방에도 도움을 줄 수 있다. 비타민C와 카페인산 등이 함유되어 혈액순환을 촉진하기 때문에 뇌졸중, 심장질환 등 혈액순환과 관련된 질환 예방에도 도움을 줄 수 있다.

(15) 된장

된장에 함유된 사포닌 및 제니스테인 등의 영양성분들이 암세포의 발생과 증식을 억제시켜 항암 작용에 탁월한 효과가 있는데, 전립선암, 대장암을 예방하는 데도 효과가 있다. 된장의 주원료인 콩의 항암효과와 더불어 발효 과정을 거치면서 유익한 물질들이 더해져 콩보다 높은 암 예방 효과를 기대할 수 있다. 또한 레시틴 및 납두균 등의 여러 영양성분들이 뇌세포 활성화 및 뇌혈관을 튼튼하게 해주며, 기억력, 인지능력 등의 뇌기능 개선에 뛰어난 작용을 하고, 치매 예방에도 효과가 있다. 된장을 얻기 위해 콩을 발효시키면 아미노산이 발생되는데, 이 아미노산이 된장의 암 예방 효과에 큰 몫을 담당한다. 발효 과정에서 생기는 식물 에스트로겐은 각종 암뿐만 아니라 여성의 골다공증이나 폐경기 증후군 예방에도 좋다.

(16) 현미 콩밥

현미는 백미에 비해 섬유소가 약 12배, 비타민이 3~4배 정도 더 들어 있다. 예전에는 현미가 거칠어서 소화가 어렵다고 전해졌지만, 오히려 현미 같은 통곡식이 위 점막의 세포를 복구한다는 사실도 알려졌다. 또한 콩은 풍부한 에스토로겐을 함유하고 있어서 여성의 유방암 예방에 효과적이고 검은콩은 항산화 효과를 기대할 수 있다.

(17) 율무

《본초강목》에 의하면 율무가 비장을 튼튼하게 하고 폐기를 보호한다고 기록되어 있는데, 최근 율무의 항암 작용이 밝혀졌으며 실제 임상적으로도 좋은 결과를 나타내고 있다. 율무는 위장을 보호해주고, 염증을 억제해주며, 부종을 제거해주는 효과가 있고 심혈관 건강에 도움을 준다. 율무가 몸에 나쁜 LDL 콜레스테롤 수치를 낮춘다는 약리적 작용이 증명됐고, 이는 심혈관 건강을 개선해줘서 동맥경화, 고혈압 등 심혈관 질환 예방에 효과가 있다. 율무에는 특히 코이키소에노라이드나 루신 및 타로신 등의 성분이 들어 있는데, 이는 종양을 억제해 항암 작용에도 효과가 있다.[108]

(18) 셀러리

셀러리에는 멜라토닌 성분이 있어서 스트레스를 해소하고, 예민해진 신경을 다소 진정시켜줘 불면증 개선에도 효과가 있다. 셀러리의 단백질을 구성하고 있는 아미노산 중에는 글리신과 메치오닌이 많은데, 이

물질들은 지방간을 예방해주는 알칼리성 식품으로서 간암의 예방과 치료에 효과적이다. 파라진이라는 성분은 혈관의 전반적인 건강 증진에 관여해서 혈액순환에 도움이 된다. 칼륨 성분 역시 혈관 속에 있는 나트륨을 체외로 배출시켜준다.

(19) 시금치

시금치에는 비타민A, 베타카로틴, 루테인, 크산텐 등의 성분이 많이 들어 있어 눈 건강에 도움을 준다. 루테인 성분은 혈관 속의 콜레스테롤과 지방이 쌓이는 것을 감소시키는 역할을 하고, 베타카로틴 성분은 혈관을 탄력 있게 만들어준다. 암을 저지하는 엽산과 엽록소가 다량으로 함유되어 있으며, 풍부한 비타민A는 피부와 점막의 활동을 높여서 병에 대한 저항력을 길러준다. 특히 엽산과 다양한 플라보노이드 성분으로 인해 췌장암을 예방하는 효과가 있다.

(20) 양송이버섯

양송이버섯에 함유된 항산화 물질은 세포를 활성산소로부터 보호하고, 산화 스트레스를 감소시켜 전반적인 건강을 유지하는 데 도움을 줄 수 있다. 양송이버섯은 영양 성분과 생리활성 물질 덕분에 다양한 건강상의 이점을 제공하는 것으로 알려져 있고, 양송이버섯에 풍부한 베타글루칸은 면역체계를 강화하며, 특정 유형의 암세포 성장을 억제하는 효과가 있다. 이러한 항암효과 때문에 양송이버섯은 건강 보조 식품으로서 매우 가치가 있다. 양송이버섯은 단백질 함량이 버섯 중에서 최고이며, 우유와 비슷한 양의 단백질이 존재하므로 유용한 식품이다. 그리고 암으로 발전하는 단계를 억제하는 성분이 다량으로 함유되어 있다. 따라서 영양학적으로도 우수한 식품으로 평가받고 있으며, 비타민, 미네랄, 식이섬유, 그리고 항산화 물질을 다량 함유하므로 면역체계 강화, 건강 증진, 질병 예방에 도움을 줄 수 있다.

(21) 미역

미역은 비타민과 무기질이 매우 풍부하고, 알칼리성 식품으로서 영양소 함유량이 많다. 칼륨, 마그네슘, 칼슘도 풍부하게 들어 있다. 요오드를 함유하고 있어서 갑상선 건강과 암을 예방하며, 코이단, 라미난, 크로로필 등이 함유되어 혈전을 예방하고 피를 맑게 해줘 혈액순환뿐만 아니라 심혈관질환 예방 효과가 있다. 특히 자궁암에도 효과가 있다.

(22) 검은콩

다양한 항산화 성분과 필수 아미노산이 풍부해서 두피 건강과 성장 발달에 도움이 된다. 풍부하게 들어 있는 시스테인은 탈모 예방에 좋으며, 안토시아닌과 같은 폴리페놀은 비만을 억제하고, 중성지방과 콜레스테롤 수치를 낮춰준다. 장 건강에도 도움을 줘서 대장암에도 효과적이다. 검은콩의 이소플라본은 노화 억제와 항암 능력이 일반 콩의 4배 이상으로 강하다. 특히 유방암의 예방과 치료에 탁월하다.

(23) 파파야

원산지는 멕시코지만 카리브해와 플로리다에서도 자연산으로 자라며, 오늘날 대부분의 열대 국가에서 재배되고 있다. 아메리카 대륙을 발견한 크리스토퍼 콜럼버스(Christopher Columbus)가 '천사의 과일'이라고 명명한 파파야는 진정한 영양의 결정체다. 비타민C를 오렌지보다 더 많이 함유하고 있을 뿐만 아니라 베타 크립토산틴, 제아잔틴 등을 함유하고 있다. 파파야의 잠재적인 효능은 심장병, 당뇨병, 암의 위험성을 감소시키고, 소화를 도우며, 혈압을 낮추고, 상처 치유에도 도움이 된다. 이 영양의 결정체는 인유두종 바이러스의 감염을 낮추는 것과 관련이 있다. 전문가들은 1주일에 1개씩 파파야를 섭취하는 것이 여성의 자궁경부암 위험을 낮출 수 있다고 조언한다. 항산화제인 베타카로틴이 암 위험을 줄일 수 있는데, 전립선암 예방에도 도움을 줄 수 있다고 밝혔다. 또한 천식 예방과 황반 변성에 좋고, 항암 특성까지 포함한 다양한 건강의 효능이 있는 과일로서 특히 제아잔틴(Zeaxanthin) 성분은 눈 건강에 아주 좋다. 파파야의 영양소 중 콜린은 수면, 근육운동, 학습, 기억력에 도움을 주며, 세포막의 구조를 유지하도록 도와주고, 신경자극 전달에도 도움을 준다. 지방의 흡수도 도와줘서 만성염증을 감소시키는 데 효과가 있다.

(24) 브로콜리

브로콜리는 이탈리아에서 양배추의 한 종류를 개량해 만들었으며, 로마 시대부터 뛰어난 효능을 인정받아 온 채소로서《타임》에서 선정한 슈퍼푸드 10종에 포함됐다. 섬유질은 변비를 개선하고 장 건강을 도와주며 심혈관질환의 위험을 낮추는 등 다양한 효능을 갖고 있다. 자궁경부암을 예방하는 빠른 방법을 원한다면, 아마도 최고의 음식 중 하나가 될 것이다. 브로콜리에는 비타민A, 비타민B, 비타민C, 비타민E, 비타민K, 칼슘, 마그네슘, 망간, 아연, 셀레늄 등 미네랄이 풍부하게 들어 있어 발암 독성을 제거하고, DNA의 변형을 막아주며, 암세포의 세포사멸을 유도하고, 양성종양의 악성종양으로의 전변을 억제해 암의 타 장기로의 전이를 막아주는 데 도움을 준다. 항산화 물질인 이소티오시아네이트와 셀포라판은 항암효과를 가지고 있고 루테인과 지아잔틴은 노인성 황반 변성을 예방한다. 또한 베타카로틴은 야맹증에 효과가 있다. 브로콜리 싹이나 브로콜리의 몸통 모두 충분한 양의 항암물질을 지닌다. 브로콜리는 날로 먹거나 약간 쪄서 먹는 것이 가장 효율적이다. 특히 자궁경부암의 예방을 위해서는 날로 먹거나 으깨서 먹는 것이 체내 흡수에 가장 좋다. 브로콜리를 조리하면 설포라판이라는 대표적인 항암물질이 파괴된다(연구에 따르면 90% 이상이 파괴된다고 한다).

(25) 마늘

전통 의학에서 마늘은 다양한 질병을 치료하는 데 사용됐다. 또한 최근에는 학계에서 마늘의 자양강장 효과에 대해서도 주목하고 있다. 각종 연구는 마늘이 심혈관계 건강을 유지하는 데 많은 도움을 준다는 사실을 확인했다. 한 연구에서는 하루 10g 이상의 마늘을 섭취하면, 그렇지 않은 사람보다 자궁경부암에 걸릴 확률이 10% 이상 줄어든다는 사실을 보고했다. 마늘의 암 예방 효능은 포함된 황화 성분으로 알려져 있다. 더불어 마늘에는 충분한 양의 비타민C가 포함되어 있다. 미국 국립 암연구소에서 마늘의 유황 화합물을 항암 성분이 가장 강한 식품의 상위 순위로 꼽을 정도로 마늘은 강력한 항암효과를 가지고 있다. 또한 마늘에 포함된 유기 게르마늄은 체내의 중금속을 없애고, 악성종양을 막아주는 중요한 항암 성분이다. 또한 마늘은 셀레늄의 보고로서 10g의 마늘에는 일반적인 성인에게 요구되는 셀레늄 양의 30%가 들어 있다.

지난 2002년 미국의 《타임》이 선정한 열 가지 건강식품에 포함됐고, 미국 국립암연구소에서는 항암작용이 있는 48개 식품 중 첫 번째로 마늘을 선정했다. 마늘은 콜레스테롤 합성 효소를 억제해 콜레스테롤 수치를 낮추고 피를 맑게 한다. 면역 작용을 높이고 암세포의 증식을 억제하는 효과도 있다. 마늘에 포함된 알리신은 1, 2차 세계대전 때 항생제로 사용했을 정도로 병균의 증식을 억제한다. 마늘의 질을 평가하는 가장 좋은 방법은 알리신의 총량을 보는 것이다.

마늘의 세포들이 파괴될 때 알린은 효소인 알라이나아제와 접촉해 알리신으로 전환된다. 알리신은 강한 항생물질이지만, 향이 매우 강하고 불안정하다. 알리신은 항응고, 항생, 항고지혈 효능을 가진다. 마늘이 콜레스테롤과 저밀도 지단백 수치를 낮추는 데 효과적이라는 보고가 있다.[109] 마늘은 종양 형성에 대항해서 보호 가능성을 가진 셀레늄 흡수를 증가시킬 수 있다. 또한 혈관 형성을 감소시키고 발암물질의 신진대사에 영향을 줄 뿐만 아니라, 세포주기 진행을 멈추게 하고, 암세포의 자살을 유도함으로써 특정 암으로부터 인체를 보호한다. 한 연구에서는 마늘을 항암제와 함께 사용할 때 유방암 환자의 도세탁셀 농도에 영향을 미치지 않는다는 것을 보고했다.[110]

(26) 석류

석류는 예로부터 절세미인인 클레오파트라가 매일 반쪽씩 먹으며 아름다움을 유지했다는 과일로 현재 미국을 비롯한 많은 나라에서 재배되고 있다. 씨앗에서 추출된 과일 주스는 음료와 식사 보충제로 사용된다. 여러 연구에서 석류가 항산화 및 항 죽상경화 효능이 있는 것으로 밝혀졌다. 이는 석류가 탄닌, 플라보놀, 안토시아닌, 엘라직산과 같은 복합적인 폴리페놀을 함유하고 있기 때문이다. 석류는 또한 염증세포의 신호를 억제하고, 전립선암의 증가를 방해하며, 혈청 전립선암 특이항원(PSA)의 농도를 낮춘다. 한 동물 실험에서는 에스트로겐 합성 및 유방암 세포의 증식을 억제하는 효과도 나타났다. 석류 주스의 섭취는 관상동맥 경화 환자에게 좋다. 고혈압, 고지혈증, 경미한 발기부전이 있는 환자, 관상 심장병 환자에게도 유익하다. 에스트로겐은 여성의 생리 기능에 도움을 줄 뿐 아니라, 콜라겐의 합성을 촉진해서 탄력을 잃어 가는 피부의 노화를 지연시켜준다.

석류 주스의 부작용은 드물다. 그러나 석류 주스가 포도 주스와 비슷하게 시토크롬 P450을 억제하므로 다른 항암제를 사용할 경우 주의해야 한다.

(27) 토마토

토마토는 전립선암을 예방하는 특별한 몇 가지 효능을 지닌다. 유명 시사저널 《타임》에서 첫 번째로 꼽는 것은 바로 매우 강력한 항산화 물질인 라이코펜을 함유하고 있다는 것이다. 47,894명의 남성을 포함한 한 연구에서 토마토를 일주일에 10개 이상 섭취한 군이 대조군에 비해 전립선암에 걸릴 확률이 34% 감소된 것을 확인했다. 토마토 페이스트나 주스, 케첩 등에 들어 있는 라이코펜은 자연 토마토보다 활성도가 더 높은 것으로 보인다. 더욱이 라이코펜은 베타카로틴이 있을 때 체내에 잘 흡수된다. 신기하게도 토마토에는 베타카로틴이 들어 있다. 이 외에도 토마토는 비타민C를 포함하며 상대적으로 농약을 적게 쓰는 채소다.

카로티노이드 항산화제는 활성산소가 일으키는 산화 스트레스에 대응해서 다양한 작용으로 건강을 돕는다. 심혈관 건강을 돕고, 알츠하이머병, 파킨슨병, 퇴행성 질환 개선 효능이 있다. 인슐린 민감성을 높이는 등 혈당수치 개선 및 당뇨병 개선에도 효과가 있으며 항염, 소염 작용도 한다.

(28) 아보카도

아보카도는 《타임》에서 선정한 10대 슈퍼푸드로 인정받으며, 영양소가 풍부한 과일로서 아름다운 피부를 유지시키는 효능 때문에 많은 인기를 끄는 과실이다. 많은 연구에서 아보카도가 암을 예방하고, 특히 구강암과 전립선암의 위험을 감소시킨다는 가능성을 제시했다. 아보카도에는 지방이 함유되어 있는데 조금만 먹어도 살이 찔 것이라는 오해 대신 불포화 지방산이 풍부하게 함유되어 오히려 체중감량에 도움이 되므로 다이어트 식품으로 각광받고 있다. 아보카도에 항암 영양물질이 풍부하게 들어 있는 것을 고려한다면, 이는 결코 놀랄 만한 일이 아니다. 아보카도는 아스파라거스와 함께 항산화 물질인 글루타치온의 보고다. 더욱이 아보카도는 비타민E와 비타민C의 좋은 원천이 되기도 한다. 또한 아보카도 역시 살충제나 농약을 거의 쓰지 않는 과실이다.

(29) 아마씨

아마씨는 전통적으로 기원전 3000년부터 고대 바빌론에서 재배됐다고 알려져 있으며, 기침, 변비, 요로감염을 치료하는 데 상용됐다. 아마씨에는 오메가-3 지방산과 피토에스트로겐인 리그난, 섬유질이 풍부하게 들어 있다. 8세기의 샤를마뉴(Charlemagne) 대제는 아마씨가 건강에 주는 효능을 강력하게 믿어 씨앗 섭취와 관련된 법을 통과시킬 정도였다. 아마씨에서 유래된 리그난은 2형 당뇨환자의 혈당조절을 개선하는 효능과 혈관 형성 억제 기능이 있다. 또한 안드로겐 농도를 낮춰서 다낭성 난소 증후군 여성에게도 도움이 된다. 아마씨는 대장암, 전립선암, 흑색종을 억제하고, 방사선 치료로 유도된 폐 손상을 줄여 생존율을 개선시키며, 오메가-3 지방산은 악성 세포가 주위 세포에 엉겨붙지 못하게 해서 암세포 성장을 막아준다. 또한 전립선암 및 유방암의 종양 표지 인자 수치를 줄여주기도 하나 피토에스트로겐 효과가 있으므로 에스트로겐 수용체 양성의 유방암 환자는 주의해야 한다.

(30) 녹차

녹차에 함유된 카데킨은 폴리페놀의 일종으로 녹차 특유의 떫은맛을 내는 성분이다. 녹차에 들어 있는 폴리페놀류 성분이 암세포의 자살을 유도하는 것으로 밝혀졌다. 즉, 암세포가 증식하는 데 필수적인 효소에 영향을 주지만, 정상 효소에는 아무 영향을 주지 않아 암 활성을 억제하고, 에피갈로카테킨갈라트(EGCG) 성분이 암세포의 단백질에 들러붙어 증식을 억제하는 것이다. 이러한 녹차는 특히 혈액암에 효과적이라고 한다. 녹차, 홍차, 우롱차, 백차 등에 카데킨 성분이 들어 있고, 카데킨은 항바이러스, 항균, 해독, 소염, 충치 예방, 항암, 동맥경화, 고혈압 개선, 항비만, 항당뇨의 효능이 있다. 녹차는 비타민C보다 100배 이상 강력한 항암효과가 있고, 하루 3잔 이상의 녹차를 마실 경우 그 효과가 더욱 크다고 한다. 녹차의 성질은 약간 차고, 맛은 쓰면서 달고, 독성은 없다. 녹차에는 특히 비타민C가 풍부하게 함유되어 있으며, 특수 성분으로는 카페인과 탄닌을 함유하고 있는데 이 탄닌은 세포의 돌연변이를 막아주고 강력한 발암물질인 니트로사민, 아플라톡신 등의 생성을 억제시켜 암을 예방, 치료하는 데 탁월한 효과가 있는 것으로 알려져 있다.

녹차에 함유된 폴리페놀에 속하는 에피갈로카테킨갈라트(EGCG)라는 항암 물질은 암세포를 성장시키는 유로키나제의 활동을 억제함으로써 암의 예방과 치료에 효과가 있는 것으로 밝혀졌다. 카데킨은 녹차 폴리페놀의 40%를 차지한다. 녹차의 항암효능은 산화 손상을 회복하는 것과도 관련이 있다. 녹차는 자외선으로부터 유발된 암을 예방하고, 발암물질로 유발된 쥐의 위암과 식도암을 감소시켰다. 일본의 녹차 산지인 나카가와네 마을의 경우 암 발생률이 다른 지역에 비해 낮은 것으로 밝혀졌다고 한다. 폐암의 억제율은 64%, 간암은 45%, 대장암은 52%, 위암은 20%의 억제율이 나타났다.[111]

카데킨 성분은 체내의 중금속이나 니코틴과 같은 독성물질을 해독하는 효과가 있다. 또한 이뇨작용을 도와 노폐물과 독소를 체외로 배출시켜준다.

07

고주파 온열 치료

1. 고주파 온열 치료의 유래

수세기 전부터 그리스, 로마, 이집트에서는 유방암 조직을 치료할 때 온열 암 치료를 사용했다. 기원전 3000년에 인도의 의사들도 온열 치료를 했다고 기록되어 있다. 독일의 의사 부쉬(Busch)는 1868년에 특정 세균 감염으로 생기는 고열이 암의 진행을 막고 암을 괴사시킨다고 보고했고, 그 당시에는 원인균을 정확히 몰랐으나 후에 연쇄상 구균임이 밝혀졌다고 한다.

1891년 미국의 젊은 외과 의사 윌리엄 콜리(William B.Coley)는 문헌을 통해 피부 표층과 상피 림프절을 긁음으로써 연쇄상구균에 감염되어 단독증(연쇄상구균 감염으로 발병하는 급성 감염병)을 보이는 환자에서 육종이 없어진다는 것을 발견했다. 종양 조직에 직접 연쇄상 구균을 주입해본 결과 종양이 없어짐을 확인했고, 마침내 콜리 독소를 개발하게 된 것이다. 세균에 의한 감염은 악성종양을 축소시키는 부작용이 있는데, 이것이 면역요법의 첫 사례였다. 암 환자에게 열을 나게 해 몸의 면역체계에 자극을 줘서 암을 물리친다는 것이다. 즉, 고열이 암을 퇴화시킬 수 있고 TNF-알파와 사이토카인을 분비해 암을 죽인다는 것을 알게 됐다. 콜리는 단독을 일으키는 연쇄구균과 세라티아 마르세스센스라는 박테리아를 혼합해 콜리의 독소라 불리는 일종의 백신을 개발했으며, 병균으로 만든 일종의 칵테일로 적당량만 사용하면 인체에 해롭지 않지만 암에는 큰 효과를 낸다는 사실을 알아냈다. 콜리는 이 백신으로 312명의 암 환자를 치료했는데, 이 중 124명은 암과 관련된 증상이 완전히 사라졌고, 상당수는 5년 이상 생존했다고 한다. 콜리의 독소에 원료로 사용되는 연쇄구균과 세라티아 마르세스센스는 모두 박테리아며, 이 독소에는 리포 다당류가 함유되어 있고, 이것이 종양의 성장을 저해하는 종양괴사인자가 된다. 암 치료에 있어 온열 암 치료는 1960년대부터 관심받게 됐는데, 기존의 적극적인 암 치료법인 수술, 방사선 치료 항암제 치료만 우선순위로 알기 때문에 효과가 좋음에도 불구하고 밀려나는 실정이다. 독일에서 연구한 자료를 보면 콜리의 독소를 사용해 비호지킨스 병 환자의 93%가 증상이 사라졌지만, 화학요법을 실시한 대조군에서는 29%만이 증상이 소멸했다고 한다. 콜리의 독소를 주입하면 고열이 유발되는데, 이 역시 일종의 고열 요법 또는 발열 요법이라고 할 수 있다.

2. 고주파 온열 치료

암 수술받기 전후, 암으로 인한 통증이 심한 경우, 현재 항암제를 투여받고 있는 경우, 현재 방사선 치료를 받는 경우, 모든 약물 치료 후 더이상 치료받지 못하는 경우, 암 재발 시 다른 장기로 전이되어 치료가 곤란한 경우에 제공되는 치료 방법이다. 방사선 치료나 항암제 치료보다 치료의 민감도를 증가시키고 산소공급을 좋게 하며 pH가 낮은 경우에는 더욱 온열 암 치료가 효과적이라고 한다. 제4의 암 치료로서 미국, 일본, 독일 등 여러 나라에서 효과적으로 암 환자 치료에 사용하고 있으며 한국에서도 건강보험 요양급여 비용 비보험 수가에 등재되어 있다.

고주파 치료는 13.56MHz의 전류를 흐르게 해서 치료하는 방법이며, 공기를 만나면 스파크를 일으킨다. 신체의 굴곡진 부위를 치료할 때 고주파 장비의 전극이 몸에 밀착되지 못하고, 스파크가 일어나서 온도가 급상승해 화상을 초래할 수도 있다. 다양한 형태의 열 치료법이 암 환자에게 사용되고 있으며, 온도에 따라 41~43℃로 암세포를 죽인다. 열 제거술은 45℃ 이상으로 암세포를 제거하는 치료법이다. 또 영하 50℃로 얼려서 암세포를 죽이는 냉동 제거술도 있다.

온열에 의한 체온의 증가는 암세포의 DNA 복제를 차단시키고 세포 내 재생 기전을 억제하며, 단백질 변성과 신생혈관 차단을 유도한다. 그 외 면역체계 자극과 자연 살상 세포인 NK면역 세포들의 활성화를 가져온다.

3. 고주파 온열 치료의 효과

(1) 고주파는 세포 변화를 일으키는데 지방층을 연하게 만들고, 단백질에 변화를 주며, 단백질을 변성시킨다. 이들은 종양세포가 분화되는 것을 막아줘서 암세포를 점차 사멸시킨다.

(2) 면역력의 증가로 암의 재발과 전이를 효과적으로 방지할 수 있으며, 주로 NK 세포를 증가시키고 활성화시켜서 종양 내에 존재하는 특정 항원에 관여해 암세포를 효과적으로 제거하는 데 도움이 된다.

(3) 종양세포에 대해 초점이 자동적으로 조절된다.

(4) 종양세포의 세포막을 불안정한 상태로 유도해 암세포가 쉽게 괴사되거나 자멸하게 만든다.

(5) 종양세포의 젖산을 생성시켜 생화학 반응 속도와 대사 속도를 증가시킴으로써 종양세포의 생존을 억제한다.

(6) 에너지 전달체인 ATP의 저장을 감소시켜 세포질 내에 단백질 축적을 가져오고, 세포골격의 붕괴를 유도하며, 세포막의 균형을 깨트려 암세포가 괴사를 일으키게 한다.

(7) 전자기장 유도를 통해 세포 구조의 매개체와 세포 간의 소통을 방해한다.

(8) 통증 수용기를 차단해 암 통증을 경감시킨다.

(9) 방사선 치료, 항암 치료 전후로 치료해서 효과를 증가시킨다.

(10) 온열 암 치료는 전기자극 치료와 비슷한 원리로 암 환자의 통증

을 완화시켜주고 삶의 질을 호전시킨다.

(11) 혈액암 치료도 가능하다.

4. 치료 기간

주당 2~3회, 시간은 회당 50~60분으로 환자의 상태에 따라서 조정
가능하다.

5. 효과를 상승시키는 방법

(1) 종양세포들의 산성도를 낮추도록 한다.

(2) 체내 지방의 양을 먼저 줄이도록 한다.

(3) 종양세포 내에 저산소증을 유발한다.

(4) 종양의 깊이가 얕은 곳을 우선적으로 치료한다.

(5) 온열 암 치료만 하는 경우에는 치료에 제한이 있는데, 암 크기가
   작고, 가능한 피부에 가까울수록 효과적이다. 단독요법보다는 가
   급적 다른 치료와 병행할 때 더욱 효과가 좋다.

(6) 온열 암 치료를 방사선 치료와 함께 하면 효과를 극대화시킬 수
   있다. 활성산소 기전에 의해 암세포에 산소가 부족하고, pH가 낮
   으며, 세포주기가 S기인 경우에는 방사선 치료 효과가 떨어진다.
   열 효과에 의해 활성화되는 열충격 단백질의 분비로 암세포의
   DNA 재생 기전을 억제시키는 것이다. Van der Zee 등의 연구

에 따르면 방사선 치료만 한 경우보다는 온열 암 치료를 같이 했을 때 효과가 더욱 높은 것으로 나오므로 방사선 치료에 가장 효과적인 치료법이라고 할 수 있다.

(7) 온열 암 치료와 항암제 치료를 병행하는 경우에 온열 암 치료가 직접 암세포를 죽일 뿐 아니라 세포막의 투과도를 높여 항암제가 암세포로 들어가는 양을 증가시켜 효과가 배가 된다. 특히 미토마이신 C, 옥살리플라틴 독소루비신 등의 항암제 병용 시에 더욱더 효과적인 것으로 보고됐다.

(8) 항암제, 방사선, 온열 암 치료 세 가지를 병행하는 경우에도 상승 효과가 있는 것으로 연구되어 2001년에는 Falk와 Issels에 의해서 리뷰저널이 나왔으며, 2007년 Bergs 등은 상승작용에 대해 효과가 있다고 발표했다. 기존의 암 치료에 항암제와 방사선 치료를 더했을 때 암세포에 효과적으로 전도되는 성질 때문이라는 것이다. 온열 암 치료와 기존의 면역치료인 NK 세포 치료, 이뮨셀 치료, 자닥신, 미슬토, 수지상 세포 치료를 병행할 때도 효과가 상승된다고 보고했다.

(9) 온열 암 치료를 유전자 치료와 병행할 경우에는 유전자 발현을 유도할 수 있다. 효과를 더욱 높이기 위해서 정상세포에는 손상을 주지 않고 암세포에만 특이적으로 작용하는 특징을 갖고 있으나 임상적으로 나온 자료는 없다.

6. 치료의 문제점

(1) 지방 뭉침이 있으나 시간이 지나면 없어진다(셀룰라이트가 뭉치고 아 프기도 함).

(2) 수술한 경우 4주 이내는 금기다.

(3) 유방에 보형물이 있는 경우도 가능하다.

(4) 심장 스텐트(stent)가 있는 경우는 그 부위를 피해야 한다.

(5) 치료 부위에 화상이 있거나 골수를 이식받은 환자는 금기해야 한다.

(6) 장루를 장착하고 있는 경우나 치료 부위에 금속 물질이 삽입된 환자도 금기한다.

(7) 치료 시에 주의를 요하는 환자는 간질이 있거나, 중풍으로 인해 온도에 대한 인지가 안 되거나, 의사소통이 잘 안되어 장애가 있 으면 세심한 관찰이 필요하다.

7. 암 환자의 면역반응과 자연 살상세포의 활성화

(1) 면역의 종류

① **선천성 면역** : 자연 살상세포(Natural killer cell)

② **후천성 면역** : 수지상 세포(Dendritic cells, DCs)와 세포 독성 T세포 (cytotoxic T lymphocytes, CTLs) → 수지상 세포가 암세포를 찾아 세 포 독성 T세포에게 보내면, T세포가 암세포를 공격한다.

(2) 주조직 적합성 복합체(major histocompatibility complex, MHC)

MHC가 감소하면 수지상 세포의 역할이 감소해서 면역세포의 기능이 저하된다. 온열치료는 NK-cell과 MHC를 활성화시킨다.

(3) 항암제에 미치는 영향

암 조직 표면에 있는 세포들이 대부분 영양공급을 받으므로 암세포 내부로 갈수록 혈액을 공급받지 못해 영양공급이 되지 않는다. 항암제를 투여하면 표면에 있는 암세포만 약물에 노출되어 죽고, 내부의 혈액을 공급받지 못하는 암세포들은 살아서 분열을 멈추고 있다가 치료가 끝난 후 활성화되어 전이, 재발의 원인이 된다. 따라서 온열 치료를 하면 종양 세포 주변의 혈류량이 증가해서 혈액 공급이 차단되어 있던 종양 내부까지도 혈액이 공급되어 항암효과를 얻을 수 있다. 특히 온열 치료와 셀레나제를 같이 적용하면 더 효과가 있다.

(4) 적응증

현재 잔존 암이 있는 경우, 암성통증, 복수 등 종양 수반 증후군을 동반한 경우, 기타 암 치료를 목적으로 하는 경우(항암, 방사선 치료를 받는 경우 포함)

(5) 제외 기준

① 혈액암

② ANC 1500 이하

③ Hb 7 이하

④ PLT 5만 이하

⑤ 감염 소인이 있으면서 고열을 동반하는 자(BT > 37.5)

⑥ 전해질 불균형으로 교정 중인 자

⑦ 사구체여과율(GFR) 2단계 이상

⑧ 삶의 질 저하자(ECOG > 2)(Eastern cooperative oncology group)

0점 : 증상이 없는 경우
1점 : 약간의 신체적 제한이 있는 경우, 가벼운 일상생활, 사회생활은 가능한 경우
2점 : 신체적으로 힘들어 낮 시간의 50% 이하를 침대에서 보내는 경우
3점 : 낮 시간의 50% 이상을 침대에서 누워 지내는 경우
4점 : 종일 누워 지내는 경우

일반적으로 1점은 모든 치료가 가능하고,
2점 이상이면 수술은 권하지 않으며,
3점일 경우 증상 완화 목적 이외의 치료는 권하지 않고,
4점일 경우 증상 완화의 경우라도 적극적인 치료를 권하지 않는다.[112]

(6) 주의 관찰해야 할 경우

당뇨환자(화상 주의), 간질환자, 스텐트, 유방 보형물 등 삽입 환자

(7) 항암요법 시행 조건

① ECOG < 2

② WBC > 3000(과립구 > 1500)

③ PLT > 100,000

④ Bilirubin < 1.5

⑤ Cr > 2.0

(8) 주의 사항

① 금지 환자

- 심전계, 인공심장, 페이스메이커 등 장착용 의료기기를 사용하는 경우
- 임신부

② 주의 환자

- 피부 출혈, 피부질환 환자 및 알레르기가 있는 경우
- 최근에 수술한 경우
- 안면 부위 암 환자가 임플란트를 한 경우
- 시술 부위에 수술 자국, 상처, 염증이 있는 경우
- 체내에 금속 물질이 삽입되어 있는 경우
- 고혈압, 혈우병, 심장질환이 있는 경우
- 간질, 치매 등으로 돌발행동을 할 수 있는 경우
- 피부 감각이 약해 고통, 열감 등의 감각을 잘 못 느끼는 경우

- 전염성 질환이 있는 경우
- 소아

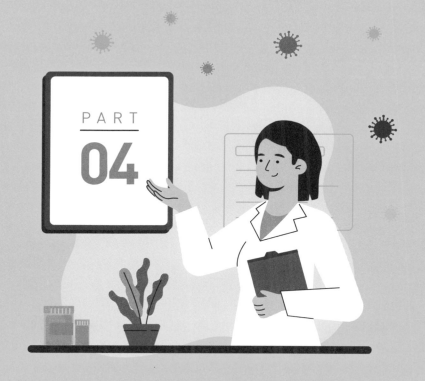

최고로 안락한
순간을 위해

01

환자의 말을 경청하며
소통하기

새로운 의학 기술의 보급으로 불치병이나 난치병도 다양한 면에서 치료 효과를 거두고 있음에도 불구하고, 암 수술 후 요양하는 환자들의 수는 매년 증가하고 있다. 또한 전이나 재발을 겪으며 고통을 호소하는 정도는 상상을 초월한다. 필자는 매일 암 환자를 대면하고 몸을 직접 만지면서 호소하는 증상들을 완화하려는 목적으로 통합의학을 기반으로 하는 다학제적 접근방식을 통해 치유에 전념하고 있다.

암 환자들과 거리감이 없는 대화의 시작은 역시 공감대를 형성하고, 이야기를 경청하며, 사랑으로 보듬어주는 것이다. 그러나 오히려 대화가 거추장스럽다고 반박하거나 말없이 마사지만 해주기를 바라는 환자들도 있었다. 하지만 아주 먼 미래에 아무리 좋은 약과 치료법이 개발되고, 더 좋은 사회복지제도가 형성된다고 해도 마음으로부터 발생한

지독한 마음의 병을 치유하는 것은 어려울 것이다.

치료실에 들어서는 환자를 맞이하는 그 순간부터 환자에게 효율적인 대화를 하기 위해서는 직설적이거나 이중적인 언어 표현보다는 일상적인 대화지만 솔직하게 있는 그대로 표현하는 것이 익숙해져야 하고, 마음속 깊이 숨어 있는 고민이 무엇인지 재빠르게 감지해야 한다. 환자들은 같은 병실의 환자나 같은 암 종류의 치료를 받는 환자와 많은 친밀 관계를 형성하고 있기에 특이한 분위기나 편견을 가져서는 안 된다.

대화하는 데 있어서 가장 중요한 것은 뚜렷한 목적이다. 환자가 처음 치료실에 들어오면 암 진단받기 전의 과거 병력과 수술 날짜, 현재 가장 불편한 곳을 반드시 기록한다. 물론 차트에 기록하면서 환자의 얼굴과 말하는 음성, 서 있는 자세나 혹은 휠체어에 앉아서 언어를 구사하며 움직이는 모습을 본다. 환자와의 대화를 통해서 병의 증세를 찾아내고 그 병의 성격과 발생 경과 등을 알아내는 것이 일반적인 대화의 목적이라고 할 수 있다.

환자에 따라서는 외부 치료 후 더 극심하게 고통을 호소하며 치료실로 오게 되는 돌발 상황이 발생할 때도 있다. 이때는 당황하지 말고 침착하게 대화하면서 가중되는 통증의 정도와 깊이를 완화시키며, 무엇보다 심리적으로 안정할 수 있게 대화해야 한다.

그러나 환자의 모든 고통의 정도를 알고 마사지를 시행하는 것은 어려운 일이다. 그 병의 원인이 신체적이든, 정신적이든, 또는 사고로 나타나는 후유증이든 아무 이유 없이 발생하지는 않는다. 마음으로부터 그 병을 이겨내지 못한 결과이기 때문에 환자에게 마음으로 다가가서 전체를 파악하는 데 주안점을 두고 대화해야 한다.

암 환자들의 대부분은 너무 열심히 일하며 살아온 탓에 암 예방을 위해 어떠한 노력도 하지 못했으며, 암 발병 직전까지도 제때 수면하고, 제때 식사하고, 제때 배설하는 아주 기본적인 생체 리듬 요소가 불균형에 있었다는 확연한 사실을 알 수 있었다. 발병 초기에 어떤 대책을 세웠는지, 방어기제가 무너져 있는지 알아야 하지만 이런 것들을 파악한다고 해서 근본적인 대책은 될 수 없다. 최소한 암 전문 요양병원에서의 여러 가지 치료와 더불어 불편한 증상들을 완화할 수 있는 치유법들을 접목한다면 많은 도움이 될 것이다.

암 환자들은 암을 진단받기 전부터 아토피나 알레르기 비염, 만성 통증을 앓는 근골격계 질환에 노출되는 경우가 많다. 오랜 시간 이러한 질환들에 시달리며 암 투병을 이어 오다 보면, 차츰 삶의 질 전반에 걸쳐 영향을 미치게 된다. 따라서 환자들의 생활에 어떠한 영향을 미치고 있는지 이해하고 있어야 하고 단지 불편한 증상들을 없애는 것에만 주력하기보다는 환자들의 정신적인 내면에 미해결된 문제가 무엇인지 경청하면서 파악해야 한다. 육체와 더불어 마음으로부터 먼저 병이 오게 된 게 아닌지, 혹시 몸과 마음의 균형을 깨뜨리는 원인이 무엇인지 안다면 통증이나 불편함을 호소하는 몸과 마음을 치유할 수 있을 것이다. 환자와의 대화를 깊이 있게 해야 하는 또 다른 목적은 환자가 가지고 있던 질병의 패턴을 이해하며, 향후 나타날 수 있는 불편함을 예측하고, 또 다른 질병을 초래할 만한 환경이나 재발을 방어하는 기전으로서 참고해야 하기 때문이다. 진정한 대화를 이끄는 것의 핵심은 지속적인 관심과 경청이다.

02

현재의 고통을 알아주기

말기 암 환자이거나 전이, 재발을 진단받거나 수술할 수도 없는 고통으로 항암에만 의지하는 암 환자들의 대다수는 하루를 10년처럼 산다고 표현한다. 필자는 실제 종양마사지 임상을 통해서 귀중한 보석처럼 촌각을 다투는 시간에도 자신의 시간 관리를 정상인들보다 훨씬 잘하는 환자들을 많이 봤다. 하루 24시간을 생애 최후의 날인 것처럼 열심히 운동하고 가까운 곳으로 여행을 다니는 등 월별 스케줄이 빼곡하다. 물론 치료도 잘하면서 실천에 옮기는 이른바 '숙제 모범생'이 있다. 이 환자들은 자신들의 몸과 마음을 긍정으로 이끄는 에너지는 다름 아닌 자신의 존재가치라고 인식한다. 항암과 방사선 치료로 인한 견딜 수 없을 정도의 고통 속에서도 차분히 환자 자신이 해야 하는 숙제(자가 스트레칭)를 진행하는 것을 보면 대견스럽다. 그 결과 2년여 동안 휠체어에 의지했던 환자가 약 50여 일 만에 스틱만 짚고 서울을 다녀올 정도로 보행할 수 있게 됐다. 환자 본인의 의지와 노력으로 이루어낸 기적이 아닐 수 없다.

하지만 만성병으로 신음하는 환자 또는 임종이 가까운 환자와 대화하는 일은 정말 힘들다. 복수가 차오르고 부종이 심해서 마약성 진통제를 사용하고도 누워 있는 것 자체가 힘들어서 대화하기가 무척 힘들고, 목소리가 속으로 들어가는 것처럼 나약해져서 대화를 피하게 되는 경우가 많다. 종양마사지 치료사는 이런 환자들을 대할 때 많은 갈등을 겪게 된다. 환자가 치료실 문을 열고 들어올 때 동시에 일어나서 손을 잡고 침대에 눕도록 안내하며, 제일 힘든 곳은 어디인지 근간의 정황을 상세히 물어보고 기록한다. 임종을 앞둔 환자에게 그 어떤 치료법도 의미가 없음을 알고 있으면서도 양심의 고백을 할 수도 없는 상황에서 형식적인 태도로 대화하기보다는 고통에서 조금이나마 해방될 수 있도록 정성을 다해서 의미 있는 치료 마사지를 시술해야만 한다.

시술을 진행하는 과정 중에 반드시 호전되는 반응을 확인시켜드리며, 간단하고 명확하게 설명한다. 환자가 많은 치료 시간을 요구할 때는 막무가내로 거절하지 말고, 다음 기회에 추가로 스케줄을 마련하면 연락드리겠다고 정중하게 이야기한다. 시술을 마친 후에는 다음 시간에 만날 때까지 주의 사항, 식사, 수면, 생활 리듬에 대해 조언하고, 스스로 할 수 있는 자가 스트레칭 요법도 상세하게 설명해준다.

임종을 앞둔 환자들이 치료사에게 시간을 좀 더 가져주기를 바랄 때면 사실 건강할 때는 죽음이라는 단어를 생각하지도 못할 뿐이어서 편견이나 어설픈 변명조차 할 수 없는 상황이기에 그 자리를 피할 수밖에 없는 것이 안타까운 현실이다.

생각해보면 임종을 앞둔 환자도 살아 있는 '지금 이 순간'이 중요한 현실인데, 그저 이미 죽은 사람 대하듯 하며 그 시간의 경계에서 벗어나려고 애쓴다. 하지만 필자의 양심이 허락할 리 없으며, 호스피스 병원으로 이송되기 전까지는 병실로 이동해서 편안하게 마사지를 진행한다. 이때 가족들이 지켜볼 수 있도록 하면 환자는 더욱 안정감을 찾는다. 인간은 누구든지 죽음에 대한 불안이 있으며, 임종을 앞둔 환자를 봐야 하는 의료인들 또한 더 이상 손을 쓸 수가 없음을 알게 되면, 아무리 삶의 순리로 받아들인다고 하더라도 무력해질 수밖에 없을 것이다. 이러한 자세를 변화시켜 죽음을 앞둔 환자에게 적극적인 자세로 죽음을 논의하는 운동들이 활발해졌는데, 이는 무척 바람직한 일이라고 생각한다. 문제의 실마리를 풀어줘야 한다는 책임감 때문에도 힘들지만, 가끔 환자들이 종양마사지를 하는 필자에게 "나 얼마나 살 수 있을 것 같아요?"라고 질문할 때면 무력감은 제쳐 두고라도 이 환자에게 무슨 이야기를 어떻게 해줘야 할 것인가가 가장 힘들다. '머지않아 죽게 될 것이라고 이야기를 해줘야 할 것인가? 한다면 어떻게, 언제 할 것인가?' 등의 문제로 환자와의 대화는 더욱 어려워진다. 이 문제에 대한 손쉬운 해결책은 없다. 임종을 앞둔 환자는 정신적으로든, 신체적으로든 큰 고통을 받고 있거나, 당장은 그렇지 않더라도 그럴 가능성이 있기에 종양마사지 치료사가 할 일은 환자들의 이런 고통을 조금이라도 덜어주는 것이다. 그리고 약물이나 물리적인 방법으로도 물론 가능하지만, 더 좋은 방법은 환자와 진솔한 대화를 나누는 것이며 어떤 명약을 처방해주는 것보다 훨씬 더 중요하다.

학자마다 의견이 다르기는 하지만, 중요한 것은 죽음이 가까이 다가왔음을 사실대로 말해주는 것이다. 환자 개인의 현실을 파악해 지혜롭게 주변 정리를 할 수 있도록 조언해준다. 물론 법적인 부분은 해당 분야의 전문가가 조언해주겠지만, 이런 일들에 대해 언급하고 준비해야 한다는 사실에 대해 받아들이기가 쉽지 않기 때문이다. 즉, 환자들 자신이 마음의 결정을 내리지 않는 한 주변 정리하기를 몹시 주저하는 환자들도 있다. 이런 일을 서두른다는 것은 곧 죽는다는 것을 인정하는 것이기 때문이다. 환자 자신들이 꼭 필요한 일은 할 수 있도록 솔직하게 조언해주고 격려해줘야 한다. 환자들은 그러한 사실을 아는 것을 감사히 여겨야 하며, 어떤 경우에도 사실을 감춰서는 안 된다. 한편으로는 환자에게 그런 이야기를 해서는 안 된다는 사람들도 있다. 하지만 예전과 다르게 요즘은 환자에게 숨기는 것보다 사실대로 이야기하는 쪽으로 기우는 추세다. 일단 이야기하고 나면, 쉬쉬하고 숨길 때보다 오히려 환자와의 대화가 수월해지고, 죽어가는 환자에게도 합당한 대우를 해줄 수 있으며, 환자 스스로도 자신이 죽는다는 것을 '알 권리'가 있다는 것을 옹호하는 입장인 것이다.

항암이나 방사선, 그 밖의 치료 등에 대한 기대나 희망을 가졌지만, 결국 진행할 수 없을 때는 좌절하고 포기하게 된다. 마음도 나약해지고 환자 스스로 은연중에 다가올 죽음에 관해 이야기하고 싶어 할 때를 발견할 수 있기에 환자와 충분한 시간을 가지고, 자유롭게 이야기할 수 있는 기회를 많이 만들어야 한다. 환자 자신에게 맞는 항암제를 찾기 위해 노력하다 보면, 언젠가는 다가올 자기의 죽음을 어떻게 받아들여야 할 것인가에 대한 여러 가지 마음가짐도 이야기할 것이다. 이처럼 환자와의 대화에서 중요한 것은 환자들의 고충을 진솔하게 들어주는 자세일 것이다. 죽음이 다가오고 있음을 암시하는 것 자체를 거부감 없이 받아들이기는 힘들겠지만 그래도 조용히, 위엄 있게 맞이하기 위한 자세를 생각하고, 고민할 수 있도록 도움을 준다. 죽음에 대한 온갖 공포와 환상, 미신적인 불안 등의 심리적인 압박은 끝이 없으며, 삶의 질에 크게 영향을 미친다. 이러한 상황에서는 단순히 들어주는 것에만 그치지 말고 환자가 제일 괴로워하는 것이 무엇인지, 화나는 일, 후회하는 일, 또는 최후에 하고 싶은 일이 무엇인지를 마음껏 이야기하게 하며 격려해주는 것이 중요하다. 즉, 환자에게 말할 수 있는 기회와 권리를 지지하는 역할도 해야 한다.

죽음을 앞둔 환자들의 마음에는 언제나 불안이 숨어 있기에 환자 자신이 죽음에 대해 마음의 다짐을 했다고 하더라도 액면 그대로 받아들이면 안 된다. 그 생각 저변에는 여러 가지 번뇌와 망상이 존재해 마지막에 하고 싶은 일에 대해 최선을 다하기도 전에 포기하고 방황할 수도 있다. 따라서 환자가 어떠한 도움을 청할지 미리 파악해서 혼란스럽지 않게 주변 정리를 할 수 있도록 도와줘야 한다.

간혹 환자들은 자신들이 행동하고 사고하는 것들에 대해 부정적인 각인이 강하게 작동하고 있어서 자기 안에 갇히게 될 수도 있다. 부정 경험의 각인 효과는 개인의 인지 측면, 사고 측면, 행동 측면, 정서적인 측면 등 다양한 영역으로 왜곡시키거나 장애 요인으로 나타날 수 있다. 하지만 부정이라는 심리 때문에 오히려 모든 인간이 절망 속에서도 희망을 느끼고, 죽음이 눈앞에 닥쳐와도 태연한 자세로 바뀔 수 있다. 마음의 기적이 마치 진통제의 역할을 해서 고통이나 불편함을 이겨낼 수 있는 것이다. 암은 현대의학에 힘입어 화재경보는 끌 수 있지만, 암 때문에 생기는 불안에는 방법이 없다. 병도, 불안도 처리할 수 없는 경우, 여러 가지 차선책을 강구해보지만 완치 방법을 찾지 못한 현대의학의 숙제다. 암 치료에 대한 염려, 불안을 다른 방향으로 생각하거나, 아니면 아예 병원 치료를 하지 않고 자연에 따르는 결정을 한다든지 혹은 대수롭지 않게 생각할 수도 있다.

죽음에 대한 불안은 사실 그가 현재 앓고 있는 병 자체 때문만은 아니며, 가족과의 이별이나 인간관계를 정리하는 과정에서 감당할 수 없는 큰 고통을 호소하는 아픔으로 여러 날을 견뎌내야 한다. 따라서 종양마사지사는 암 환자들의 심리적인 고통이나 몸으로 나타나는 통증뿐만 아니라, 여러 가지 사회적인 갈등 속에서 사경을 헤매는 환자들에게 있는 그대로의 고통을 보듬어주고 헤아려주어야 한다.

I 주석 및 참고문헌 I

1) 유화승, 정인숙, 색깔의 반란, 행복에너지, 2014, 106-117

2) www.eurekalert.org

3) 알레한드로 융거, 조진경 역, CLEAN, 쌤앤파커스, 2010

4) 1)의 책, 58-63

5) https://www.msdmanuals.com/ko-kr/MSD

6) https://www.snuh.org/intro.do

7) https://www.msdmanuals.com/ko-kr

8) 한국보건산업진흥원, 통합의료에 대한 일반 국민 및 암 환우 인식 조사 결과, '통합 의료' 법적 제도 마련 시급 보건 산업 동향, 2012, 18-21

9) 대체 보완의학을 통합의학(IM)의 개념으로 확대해 국립 대체 보완의학센터(NCCAM) 를 2014년에 국립 통합의학센터(National Center for Complementary and Integrative Health, NCCIH)로 명칭을 변경함.

10) 한국보건산업진흥원 의료정책팀 보건 산업 동향(국내 의료 환경에서 통합의료 도입과 과 제-통합 의료분야 전문인력 양성 및 활용 방안) 2015, 6-10

11) https://www.msdmanuals.com/ko-kr

12) Silver J. K., Baima J, (2013) Cancer prehabilitation. American Journal of physical Medication & Rehabilitation, 92(8);715-27

13) McNeely m. L. L., Pusic A. L.,et al., (2012). A prospective model of care for breast cancer rehabilitation; Postoperative and postreconstructive issues. Cancer,118(S8);226-36

14) Canadian Cancer Society, (2020a). urgery in cancer treatment. Available at; https://www.cancer.ca/en/cancer-information/diagnosis-and-treatment/surgery/?region=mb

15) Canadian Cancer Society, (2020b). lymph node dissection. available at; https://

www.cancer.ca/en/cancer-information/diagnosis-and-treatment/tests-and-procedures/lymph-node-dissection/?

16) Cancer. Net, (2014). Lymphedema. Availlable at; https://www. cancer.net/coping-with-cancer/physical-emotional-and-social-effects-cancer/managing-physical-side-effects/lymphedema

17) https://anam.kumc.or.kr/kr/index.do

18) https://www.a-m.co.kr/미국국립암연구소(NCI), 미국암협회(ACS), 국립암센터(NCC), 일본국립암연구소(NCCI), 엠디앤더슨암센터(MD Anderson Cancer Center)

19) Smith and Ryan, (2016). Traumatic Scar Tissue Managment-Massage Therapy Principles, Practice and Protocols. Edinburgh; handspring publishing Limited.

20) Andrews C. C., Siegel G., Smith S (2020). Rehabilitation to improve the function and quality of life of sift tissue and bony sarcoma patients. Patient Related Outcome Measure, 10;417-25

21) Thompson D.L., Brooks, M.(2016). Intergrative Pain Management : Massage,Movement, and Mindfulness Based Appproaches. Edinburgh : Handspring Pulishing Limited.

22) Smith and Ryan, 2016. Traumatic Scar Tissue Managment-Massage Therapy Principles, Practice and Protocols. Edinburgh; handspring publishing Limited.

23) Smith and Ryan, 2016. Traumatic Scar Tissue Managment-Massage Therapy Principles, Practice and Protocols. Edinburgh; handspring publishing Limited.

24) Smith and Ryan, 2016. Traumatic Scar Tissue Managment-Massage Therapy Principles, Practice and Protocols. Edinburgh; handspring publishing Limited.

25) Tabibian N., Swehli E., Boyd A., et al., (2017). Abdominal adhesions; A practical review of an often-overlooked entity. Annals of Medicine and Surgery, 15;9-13

26) Bove G. M., Chapelle S.L., Hanlon K. E., et al., (2017). Attenuation of postoperative adhesions using a modeled manual therapy. PloS ONE,12(6);e0178. Available at;https://www.ncbi.nlm.nih.gov/pmc/articles/

PMC5456066/

27) Okabayashi K., Ashrafian H,m Zacharakis E., et al., (2013). Adhesions after abdominal surgery : A systematic review of the incidence, distribution and severity, Surgery Today, 44(3) :405-20.

28) Rice A., King R., Reed E.,et al., (2013). Manual physical therapy for non-surgical treatment of adhesionn-related small bowel obstructions; Two case reports. Journal of Clinical Medicine, 2(1);1-12

29) Giacalone A., Alessandria P., Ruberti E(2019). The physiotherapy intervention for shoulder pain in patients treated for breast cancer Systematic review. Cureus, 11(12);e6416

30) Thompson D. L., Brooks, M (2016). Integrative Pain Management; Massage, Movement, and Mindfulness Based Approaches. Edinburgh; handspring Publish Limited.

31) Chiu H.Y., Hsieh Y.J., Tsai P.S.(2016) Systematic review and meta- analysis of acupuncture to reduce cancer-relatrd pain. European Journal of Cancer Care, 26(2);e12457

32) https://ko.wikipedia.org/wiki/

33) 국립 Cancer Institute, 2019

34) Banach M., Juranek J.K., Zygulska A.L., (2016). Chemotherapy-induced neuropathies; A growing problem for patients and health care providers. Brain and Behavior, 7(1);e00558

35) Canadian Cancer Society (2019). Chemotherpy. Available at; https:// www.cancer. ca/en/cancer-information/diagnosis-and-treatment/ chemotherpy/?region=on

36) Camerson A.C., Touyz R. M., Lang N.N.(2016). Vascular complications of cancer chemotherapy. Canadian Journal of Cardiology,32(7);852-62

37) 앙와위(仰臥位, Supine position)는 사람이 취할 수 있는 자세의 일종으로, 등을 아래쪽으로 하고 가슴을 위쪽으로 해서 엎드리는 자세, 즉 해부학적으로 배쪽이 위, 등쪽

이 아래인 자세를 의미한다.

38) Seretny M., Currie G., Sena E., et al. (2014). Incidence, prevalence and predications of chemotherapy induced peripheral neuropathy A systematic review and meta-analysis. Neuro-Oncology, 16(Suppl 5);v49

39) park S.B., Gooldstein D., Krishnan A.V., et al., (2013) Chemotherapy-induced peripheral neurotoxicity;A critical analysis. CA;A Cancer Jounal for Clinicans,63(6);419-37. Available at; https://onlinelibrary.wiley.com/doi/full/10.3322/caac.21204

40) Curcio K. (2016). Instruments for assessing chemotherapy-induced peripheral neuropathy : A review of the literature. Clinical Journal of Oncologyy Nursing, 20(2) :144-51

41) BCCANCER (2020). Peripheral neuropathy. Available at :http://www.baccancer. bc.ca/health-info/coping-with-cancer/managing-symptoms-side-effects/peripheral-neuropathy-(nerve-damage)

42) Knoer R., Gilchrist L., Kanzawa-Lee et al., (2020). Proactive rehabilitation for chemotherapy-induced peripheral neuropathy. Seminars in Oncology Nursing,36(1) :150983.

43) Cunningham J.E., kelechi T., Sterba K., t al.(2011). Case reprt of a patient with chemotherapy-induced periphera neuropathy treated with manual therapy(massage). Supportive Care in Cancer,19(9) :1473-6.

44) Menendez A.G., Cobb R., Carvajal A. R., et al.(2016). Effectiveness of massage therapy MT) as a treatment strategy and preventive modality for chemotherapy-induced peripheral neuropathy (CIPN) symptoms. Journal of Clinical Oncology,34(Suppl26) :193

45) Lopez G., Eng C., Overman M.J., et al.(2019). A pilot study of oncologyy massage to treat chemotherapy-induced peripheral neuropathy(CIPN). Journal of Clinical Oncology,37(Suppl 15);e 23607

46) Walton T.(2018).cold caps, frozen feet, and massage during chemotherapy.

Available at : https://www.tracywalton.com/cold-caps-frozen-feet-massage-chemotherapy/.

47) Sheng J., Liu S., Wang., et al., (2017). the link between depression and chronic pain; Neural mechanisms in the brain. Neural Plasticity,2017 :9724371.

48) Cancer.Net, (2012). hand-foot syndrome or palmar-plantar erythrodysesthesia. Available at :http://www.cancer.net/coping-with-cancer/physical-emotional-and-social-effects-cancer/managing-physical-sideeffects/hand-foot-syndrome-or-palmar-planter-erythrodysesthesia

49) http://www.samsunghospital.com/home/cancer/info.do?view=RADIATION_KIND50

50) American Cancer Society (2014). How radiation therapy is used to treat cancer. Available at : https://www.cancer.org/treatment/treatments-and-side-effects/treatment-types/radiation/basics.html.

51) BCCANCER(2019). Radiation therapy (RT).Available at : http:// www.bccancer.bc.ca/our-services/treatments/radiation-therapy

52) American Cancer Society, (2014). How radiation therapy is used to treat cancer. Available at : https://www.cancer.org/treatment/treatments-and-side-effects/treatment-types/radiation/basics.html.

53) Nakahara Y., Sasaki J., Fukui T., et al.(2017). The role of prophylactic cranial irrdiation for patients with small-cell lung cancer. Japanese Journal of Clinical Oncology, 48(1);26-30

54) National Cancer Institute(2015). Radiation necrosis. Available at : https://www.cancer.gov/about-cancer/treatment/types/radiation-therapy

55) Cancer Research UK, (2018a)

56) UPMC Hillman Cancer Center, (2020)

57) http://creativecommons.org/licenses/by/3.0/legalcode)

58) Cancer Research UK(2018b). Total body irradiation.Available at : https://www.cancerresearchuk.org/about-cancer/cancer-in-general/treatment/bone-marrow-atem-cell-transplants/total-body-irradiation-tbi

59) https://ichgcp.net/ko/clinical-trials-registry/nct04338867

60) Skowronek J., Chichel A.(2014). Brachytherapy in breast cancer : An effect alternative, Menopaual Review,1 :48-55.

61) https://mdtoday.co.kr/news/view/179527237669727

62) 유화승, 통합종양학, 이퍼블릭, 2009 : 551

63) Gensic M.E., smith B.R., LaBar bera D.M.(2017) The effects of effleurage hand massage on anxiety and pain in patients undergoing chemotherapy. Journal of the American Acaemy of Physician Assistants,30(2) :36-8.
   ** Kurebayashi L.F.S. Turrini R.N.T., Souza T.P.B., et al.(2016). Massage and Reiki used to reduce stress and anxiety; Randomized clinical trial. Revista Latino-Americana de Enfermagem, 24 :e2834.

64) Berrueta L., Muskaj I., Olenich S., et al(2015). Stretching impacts inflammation resolution in connective tissue. journal of Cellular physiology, 231970 :1621-7

65) Sylvester C., Abe J., Patel Z. et al(2018). Radiation-induced cardiovascular disease; Mechanisms and importance of linear energy transfer. Frontiers in Cardiovascular Medicine, 5;5.

66) Weintraub N.L., Jones W.k., Manka, D.(2010). Understanding radiation-induced vascular disease. Journal of the American College of Cardiology,55(12) :1237-9
   19) Mayo Clinic(2018). radiation enteritis : Symptoms and causes Available at; https://www.mayoclinic.org/diseases-conditions/radiation-entritis/symptoms-cause/syc-20355409.

67) Canadian Cancer Society(2019). nausea and vomiting. Available at:https://www.cancer.ca/en/cancer—information/diagnosis-and-treatment/managing-side-effects/nausea-and-vomiting/?region=on

68) Chemocare,com(2020). Dry mouth : Managing side effects. Available at; http://

chemotherapy/side-effects/dry-mouth.aspx

69) Ursino S., Cocuzza P., Santopadre S., et al.(2019). Radiation-related dysphagia :
from pathophysiology to clinical aspects. In :Ahmed M.(ed),Voice and Swallowing
Disorders.Available From : https://www.intechopen.com/books/voice-and-
swallowing-disorders/radiation-related-dysphagia-from-pathophysiology-to-
clinical-aspects

70) Canadian Cancer Society (2020 b). radiation therapy for eye cancer. Available at
:www.cancer.ca/en/cancer-information/cancer-type/eye/treatment/radiation-
therapy/?region=qc

71) Jia W., Saito R., Kanamori M., et al.(2018). SMART (stroke-like migraine attacks after
radiation therappy) syndrome responded to steroid pulse therapy; Report of a case
and review of the literature. eNeurologicalSci,12;1-4

72) Stubblefield, M.D.(2011). Radiation fibrosis syndrome : Neuromuscular and
musculoskeletal complications in cancer survivors. PM&R,3(11) :1041-54

73) Hojan K., Milecki P.(2014). Opportunities for rehabilitation of patients with
radiation fibrosis syndrome. Reports of Practical Oncology & Radiotherapy,19(1)
: 1-6.

74) Delanian S., Lefaix J.-L., Pradat P.-F.(2012). Radiation-induced neuropathy in
cancer survivors. Radiotherapy and Oncology.105(3) :273-82.

75) Hojan K., Milecki P.(2014). Opportunities for rehabilitation of patients with
radiation fibrosis syndrome. Repoprts of Practical Oncology & Radiotherapy,
19(1) :1-6.

76) MSKCC (2020). Radiation fibrosis syndrome. Available at : www.maskcc.
org/sites/default/files/node/19501/documents/plenary-radiation-fibrosis-
syndrome-michaell-stubblefield-md.pdf

77) Straub J.M.,New J., Hamilton C.D., et al.(2015). radiation-induced fibrosis
Mechanisms and implications for therapy. Journal of Cancer Research and
Clinical Oncology,141(11) : 1985-94.

78) Bove G. m., Delany S.P., Hobson L., et al.(2019). Manual therapy prevents onset of nociceptor activity, sensorimootor dysfunction, and neural fibrosis induced by a volitional repetitive task. pain, 160(3) :632-44

79) Delanian S., Lefaix J.-L., (2004). The radiation-induced fibroatrophic process : Therapeutic perspective via the antioxidant pathway. Radiotherapy and Oncology,73(2);119-31

80) Borrelli ETM. R., Patel R.A., Sokol J., al (2019). Fat chance. Plastic and Reconstructive Surgery-Global Open,7(2) : e2092.

81) 국립 암 연구소, 2020.

82) PathologyOutlines.com(2014). Radiation injuy. Available at : https://www. pathologyoutline.com/topic/cnsradiationinjury.html

83) Delanian S., Lefaix J.-L., Pradat P.-F.(2012). radiation-induced neuropathy in cancer survivors. Radiotherapy and Oncology,105(3) : 273-82

84) Shen-Nong.com(2020). Chinese medicines help cancer patientns to cope withradiotherapy. Available
at : http://www.shen-nong.com/eng/exam/specialties_cancerradiotherapy :html

85) Stubblefield M.D.(2011). radiatin fibrosis syndrome : Neuromuscular and musculoskeletal complications in Medicine and Rehabilitation Clinicscancer survivors. PM&R,33(11) :1041-54.

86) Cancer Rsearch UK (2019).General cancer information. Available at :https://www. cancerresearchuk.org/about-cancer/cancer-in-general/treatment/hormone-therapy/for-cancer

87) https://www.msdmanuals.com/ko-kr/ MSD 매뉴얼

88) Miller K.D., Nogueira L., Mariotto A.B., et al(2019). Cancer treatment and survivorship statistics,2019. CA : A Cancer Journal for Clinicians, 69(5) : 363-85. http://doi.org/10.3322/caac.21565

89) National Cancer Institute (2020). Hormone therapy for breast cancer fact sheet.

Avail at : https://www.cancer.gov/types/breast/breast-hormone-therapy-fact-sheet

90) Leslie K., Thiel K., Carlson M.(2014).Past, present,and future of hormonal therapy in recurrent endometrial cancer. International Journal of Women's Health,6 :429-35. http;//doi.org/10.2147/ijwh.s40942.

91) National Ovarian Cancer Coalition (2020). Types & stages. Available at : http:// ovaeian.org/about-ovarian-cancer/what-is-ovarian-cancer/types-a-stages

92) Miller K.D., Nogueira L., Mariotto A.B., et al(2019). Cancer treatment and survivorship statistics,2019. CA : A Cancer Journal for Clinicians, 69(5) : 363-85. http://doi.org/10.3322/caac.21565

93) Canadian Cancer Society (2020). Naturopathic medicine. Available at : https://www.cancer.ca/en/cancer-information/diagnosis-and-treatment/ complementary- therapies/naturopathic-medicine/?region=on

94) http://www.hanewon.com/zbxe/452882011.09.22

95) Vesely M.D., Schreiber,R.D.(2013) Cancer immnunoediting : Antigens, mechanisms, and implications to cancer immunotherapy : tumor antigens and cancer immunoediting. Annals of the New York Academy of Sciences,1284(1) : 1-5.

96) Candeais S.M., Gaipl, U.S.(2016). The immune system in cancer prevention, development and therapy. Anti-Cancer Agents in medicinal Chemistry, 16(1) : 101-7.

97) Hanahan D., Weinberg R.A.(2011). Hallmarks of cancer. The next generation. Cell,144(5) :646-74.

98) Achim Regenauer, Chief Medical Officer, Europe and Asia Pacific Hoyoung Kim, Client Partner, Korean Market, Life & Health, APAC(2021년 12월 6일)

99) http://hanewon.com/zbxe/herb/45288

100) https://blog.naver.com/lumiere-2u/222813788742

101) Bodeker G, (2012). Intergrative oncology meets immunotherapy : New prospects for combination therapy grounded in Eastern medical knowledge. Cjinese Journal of Integrative Medicine, 18(9) : 652-62

102) SITC (2020). History of SITC. Available at : https://www.sitcancer org/aboutsitc/ sitc-history

103) Haslam A. prasad V.(2019) Estimation of the percentage of US patients with cancer who are elilgible for and respond to checkpoint inhibitor immunotherapy drugs. JAMA Network Open, 2(5) : e192535.

104) https://fao.or.kr/ FAO, 2006; CAST 1999; B. Parmentier, 2007

105) IPCC 의장 라젠 드라 박사, 2007년 노벨평화상 수상자

106) https://www.hidoc.co.kr/healthstory/news/C0000591221

107) ncbi.nlm.nih.gov/pubmed/30661406

108) https://mychickenfarm.tistory.com/239

109) 하사니 등, Curr pharm Des, 2010;16(26) 2935-47

110) 콕스 등, Clin Cancer Res, 2006;12(15) : 4636-40

111) https://healthtips.co.kr

112) https://blog.naver.com/PostView.nhn?blogId=healthsecret&logNo=140173809566

암 후유증 완화를 위한
통합의학과 현대의학의 솔루션

제1판 1쇄 2024년 9월 30일

지은이 정인숙
펴낸이 한성주
펴낸곳 ㈜두드림미디어
책임편집 신슬기, 배성분
디자인 노경녀(nkn3383@naver.com)

㈜두드림미디어
등 록 2015년 3월 25일(제2022-000009호)
주 소 서울시 강서구 공항대로 219, 620호, 621호
전 화 02)333-3577
팩 스 02)6455-3477
이메일 dodreamedia@naver.com(원고 투고 및 출판 관련 문의)
카 페 https://cafe.naver.com/dodreamedia

ISBN 979-11-93210-92-5 (13510)